マンガで身につく！

治療家のための 医療面接

監修：奈良雅之
画：カネダ工房
制作：ビーコム

医道の日本社
Ido-No-Nippon-Sha

はじめに

　本書を手に取っていただき、ありがとうございます。本書を手にとっていただいたあなたは、マンガに目がない方か、もしくは「医療面接」に興味のある方だと思います。今の治療家にはなぜ、医療面接が求められるのでしょうか。

　医療面接は、治療成果を左右する医療的行為といわれています。病院を始めとした医療施設においては、患者さんへの接遇や丁寧な説明が重視されています。せっかく高度な医療技術を有していても、医療面接が脆弱であれば、その効果は半減し、施設の評判も下がってしまうでしょう。病院だけでなく、鍼灸院や治療院も同様で、腕前（技術）さえよければ大丈夫ということではなく、その腕前のなかに医療面接も含まれると考えるべきです。

　本書は、月刊「医道の日本」で2年にわたって連載したマンガを1冊にまとめたものです。主人公である新米鍼灸師の西谷亮が、いろいろな患者さんと出会い、同僚や家族に支えられながら一人前になっていく姿を描いています。そのストーリーを通して、医療面接への学びを深めていただくことがねらいです。前半の13話までは、明治国際医療大学名誉教授の丹澤章八先生著『改訂版 鍼灸臨床における医療面接』（医道の日本社）の内容に準拠して、医療面接の根幹をわかりやすく解説しました。後半の

14話以降は、地域医療や他職種との医療連携を意識した構成となっており、コ・メディカルにおける医療面接と共通の内容を扱ったものになっています。各話には、マンガ部分を補足するコラムも掲載しています。マンガと合わせて読んでいただけると、よりいっそう内容が理解しやすいのではないかと思います。

　各話で登場する患者さんの設定は、個性豊かでありながら身近にいるようなリアリティを意識しました。主人公の西谷亮は、そうした患者さんとの交流を通して、医療人として成長していきます。主人公を支える木崎院長と戸田彩子のストーリーも、本書の書き下ろしとして一話ずつ掲載しています。

　それでは、西谷亮の物語をぜひ楽しんでください。本書が少しでも治療家の皆さん、治療家を目指している皆さんのお役に立つことを願っています。

令和元年7月

奈良雅之

Contents

はじめに ··· 2
登場人物紹介 ··· 8

第❶話 — 医療面接とは何か ································ 9
　　　COLUMN 医療面接とは何か ······················· 14

第❷話 — 話しやすい座席配置 ···························· 17
　　　COLUMN 着座位置と電話応対 ···················· 22

第❸話 — 接遇と態度 ·· 25
　　　COLUMN QOLを高める接遇と態度 ············· 30

第❹話 — 質問技法 ··· 33
　　　COLUMN 患者との関係づくりにおける質問技法 ······ 38

第❺話 — 傾聴と共感〈前編〉 ····························· 41
　　　COLUMN 傾聴のツボ ································ 46

第❻話 — 傾聴と共感〈後編〉 ····························· 49
　　　COLUMN 続・傾聴のツボ ·························· 54

- 第7話 — 個人情報 ……………………………………… 57
  - COLUMN 個人情報の守秘義務 ……………………… 62

- 第8話 — ステレオタイプ ………………………………… 65
  - COLUMN ステレオタイプとは何か …………………… 70

- 第9話 — リフレーミング ………………………………… 73
  - COLUMN ものごとの見方を変えるリフレーミング …… 78

- 第10話 — 解釈モデルを引き出す ………………………… 81
  - COLUMN 解釈モデルを聴くことの意義 ……………… 86

- 第11話 — 解釈モデルのすり合わせ ……………………… 89
  - COLUMN 解釈モデルをすり合わせる ………………… 94

- 第12話 — 説明と同意 …………………………………… 97
  - COLUMN 説明と同意のポイント ……………………… 102

- 第13話 — 患者教育 ……………………………………… 105
  - COLUMN 患者教育と動機づけ ………………………… 110

第⑭話 ― 訪問診療〈前編〉……………………113
　└ COLUMN 認知症の訪問診療……………………118

第⑮話 ― 訪問診療〈後編〉……………………121
　└ COLUMN 高齢者のこころ……………………126

第⑯話 ― 転移……………………129
　└ COLUMN 転移と逆転移……………………134

第⑰話 ― 患者の障害受容……………………137
　└ COLUMN 障害受容の過程とその支援……………………142

第⑱話 ― 臨床推論……………………145
　└ COLUMN 臨床推論の力を高める……………………150

第⑲話 ― 実習生の受け入れ……………………153
　└ COLUMN 学外実習の役割……………………158

第⑳話 ― 患者家族の支援……………………161
　└ COLUMN 患者家族の支援……………………166

- 第21話 — 終末期の鍼灸 ………………………………… 169
  - COLUMN 終末期医療に携わる治療家の心理 ………… 174

- 第22話 — 患者の来院動機 ……………………………… 177
  - COLUMN 継続的に来院する患者の心理 …………… 182

- 第23話 — 医療面接と経営 ……………………………… 185
  - COLUMN 情報収集、そして家族の絆について ……… 192

- 番外編1 — 鍼灸師と心理職 ……………………………… 195
  - COLUMN 鍼灸師と心理職 …………………………… 200

- 番外編2 — アスリートの医療面接 ……………………… 203
  - COLUMN アスリートの医療面接 …………………… 208

    参考文献 ……………………………………………… 212
    おわりに ……………………………………………… 214

登場人物紹介

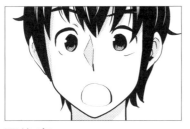

西谷 亮
この物語の主人公。新米鍼灸師。高名な鍼灸師の父と自分を比較して葛藤している。国家試験合格後、実家を離れて木崎鍼灸院に就職。一人前の治療家を目指す。

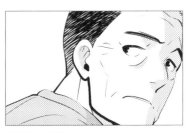

西谷 大然
亮の父。西谷鍼灸院の院長。昔気質の治療家で、その腕は業界でも有名。家庭では寡黙で頑固な父親であり、亮に対しては特に厳しく接している。

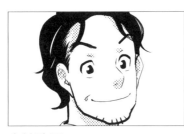

木崎院長
木崎鍼灸院を経営する若き院長。明るく気さくな人物で、患者からも人気が高い。亮に対しても実践を交えつつ的確に指導する。趣味はゴルフ。

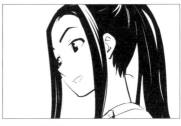

戸田 彩子
木崎鍼灸院で働く鍼灸師。亮の先輩に当たるしっかり者の女性で、医療面接についてわかりやすくアドバイスを行う。院長の木崎からも信頼されている。

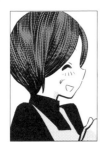

西谷 和代
亮が一人暮らしすることに反対し、父親の元で修行してほしいと思っている。亮のことを常に心配する優しい母。西谷鍼灸院の受付も務める。

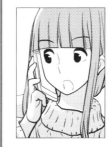

西谷 志保
物言いはぶっきらぼうだが、兄のことも尊重しつつ、家族の仲も大事にしたいと思っている。亮が家を出てからも連絡を取り続けている。

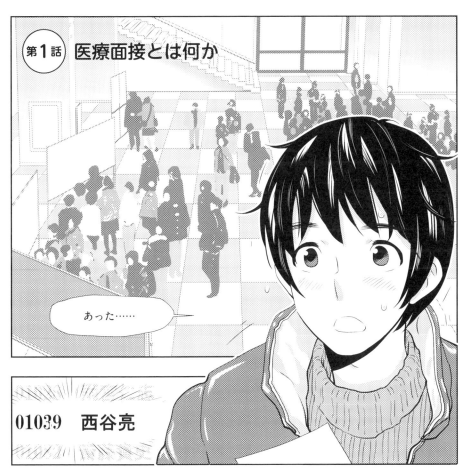
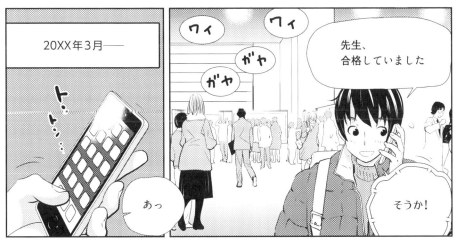

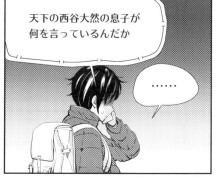
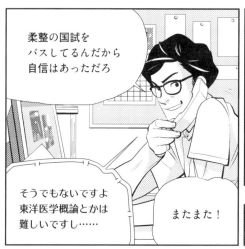
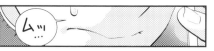
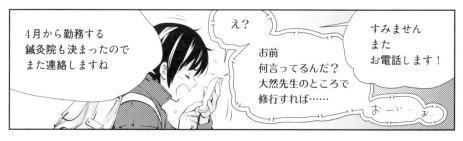
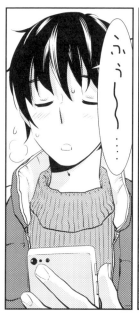
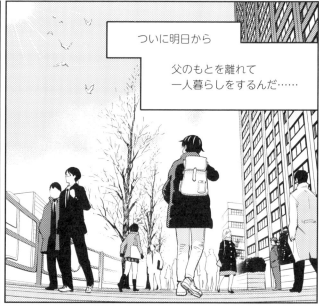

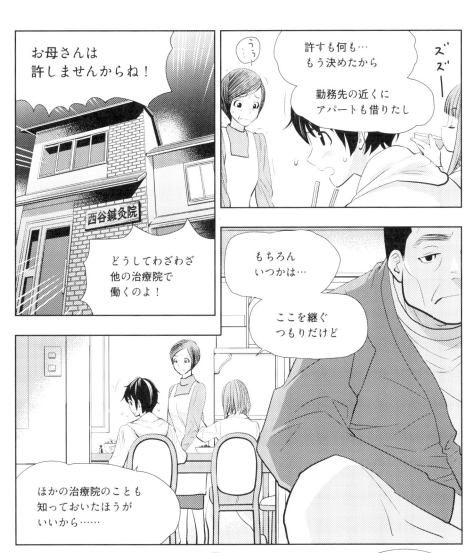
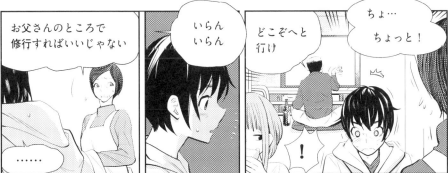

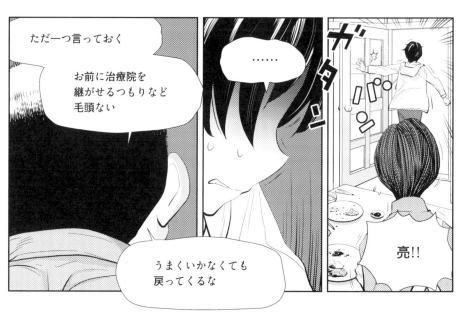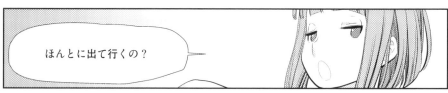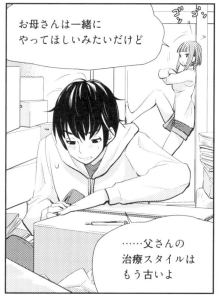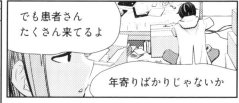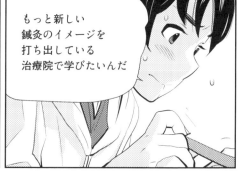

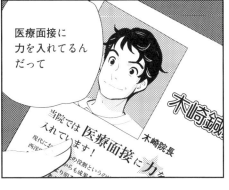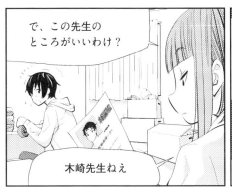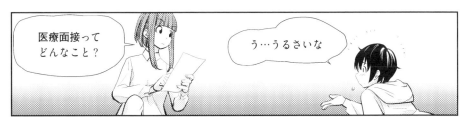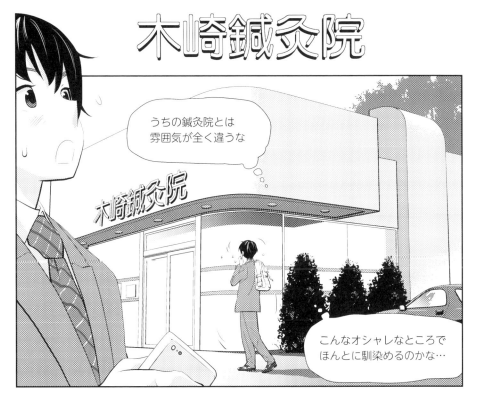

第1話 COLUMN
医療面接とは何か

　こんにちは、このマンガの監修を担当する奈良です。私は大学で心理学を教えています。鍼灸師の資格を持つ心理学の教授は、ひょっとしたら珍しい存在かもしれません。
　さて、このマンガのテーマは医療面接です。実は、医療面接は心理学とも関係が深いのですが、そのことについては後述するとして、まず、医療面接をテーマにした理由についてお話しさせていただきます。

なぜ今、医療面接なのか

　今、医療全体で「コミュニケーション」への関心が高まっています。患者さんが満足・納得する質の高い医療を提供するには、高度な医療技術のみでなく、医療者のコミュニケーション力の充実が不可欠だというのです。そのため、私の勤務する大学では、理学療法士や看護師などを目指す学生に、コミュニケーションの授業科目を2012年から開設し、私はその科目を担当しています。
　医療資格取得を目指す学生のコミュニケーション授業の中核をなすのは、何と言っても医療面接です。医療スタッフが患者さんと良好な関係をつくり、しっかり話を聞き、わかりやすく説明することで、患者さんに信頼される。それによって、ひいては医療機関が一定の治療成果を達成できる、といっても過言ではありません。医療面接の重要性は、リハビリテーションや看護だけでなく、鍼灸においても同様と言えるでしょう。

鍼灸臨床における医療面接とは

　『改訂版　鍼灸臨床における医療面接』（医道の日本社）の編著者である丹澤章八先生は、医療面接について次のように定義しています。
　「患者が訴える苦しみ（病苦）に耳を傾け、病苦をもたらした原因を探ることと、

病苦がその人にどのような意味を持っているかを確かめるために交わされる患者との対話である」

　私が丹澤先生の謦咳(けいがい)に接したとき、丹澤先生がリュックを背負った患者さん役を自ら演じられて、「診察室に入ってもらったら病苦という荷物を降ろして差し上げるような医療面接を心がけるように」とおっしゃっていたことを鮮明に覚えています。

　丹澤先生は医療面接の目的として、①患者理解のための情報収集、②ラポールの確立と患者の感情への対応、③患者教育と動機づけという３つを挙げています。②③について、少し説明を加えたいと思います。

　②のラポールは心理学にも出てくる用語で、患者との意思の疎通あるいは患者と治療者の間に形成される良好な信頼関係、と定義されます。つまり、医療面接の目的の一つは、患者さんとの間に、意思が通じ合うような信頼関係を構築することなのです。

　③の患者教育とは、治療に対する患者自身の意欲や自己管理に必要な情報提供などの取り組みのことを指します。医療面接のなかで、症状や治療の説明を適切に行い、患者さんの治療への意欲を高める。それは治療の成果にも関わってくるわけですから、これも大切な目的と言えます。

　以上のことから、鍼灸の臨床においても、医療面接はとても重要なのです。

二世鍼灸師の葛藤を抱える主人公

　「医療面接の重要性は理解できたけど、病院勤務の鍼灸師のためのスキルであって、開業鍼灸師にはあまり役立たないのでは？」と考える方もいらっしゃるでしょう。そういった方にも、医療面接に興味を持ってほしい、という思いがこのマンガには込められています。

　このマンガでは、主人公の西谷亮が同僚や患者さんとの交流を通して医療面接のスキルを獲得し、鍼灸師として成長するプロセスを描いていきます。西谷亮は、高名な鍼灸師である西谷大然の長男というプレッシャーに悩み、一度は柔道整復師となって整骨院に就職しましたが、あらためて鍼灸の道を選んで国試に合格、親元を離れて一人前の治療家を目指していく、というストーリーです。

医療者が抱えやすいコンプレックス

　マンガのストーリーを読み解くうえで、心理学についても触れておきたいと思います。

　主人公は、鍼灸院の跡取りとして周囲からの期待に応えたい気持ちと、高名な父親と比較されることによる劣等感が複雑に入り混じって葛藤し、家を出るという行動に出ました。この行動には、心理学者ユングの提唱する「感情に色付けされた心的複合体」（コンプレックス）が少なからず関与していそうです。

　ユングは、現在の心理学に大きな影響を与えた人物です。正反対の気持ちを同時に抱えたとき、強い感情的な反応を引き起こしてしまうような心の働きを、ユングは「コンプレックス」と呼びました。

　主人公の父親を乗り越えたいという気持ち、父親に認められたいという気持ちに劣等感が絡んだ感情反応の背景には「父親コンプレックス」が潜んでいると考えられます。主人公は、幼少期から父親が患者を治療し、感謝されるのを見てきたのでしょう。

　人は自分が劣っていると実感したとき、人を救うことで自分が優れた存在であることを確認しようと思うことがあります。そうした心のはたらきは、メサイア（Messiah：救世主）コンプレックスと呼ばれ、医療職を目指そうとする人に多く見られます。

　医療者として成長していくためには、自分の気持ちや行動のなかに、こうしたコンプレックスの要素がどの程度あるかを理解しておくことが重要です。そのためには、自分の臨床を振り返る機会を持つことも大切です。

　このコラムでは今後、医療面接をテーマに、心理学も織り交ぜながら解説していきたいと思います。主人公の西谷亮がこれからどう成長していくのか、大いに期待してください。

医療面接には、「患者の情報収集」「患者との信頼関係構築」「患者教育」といった目的がある。

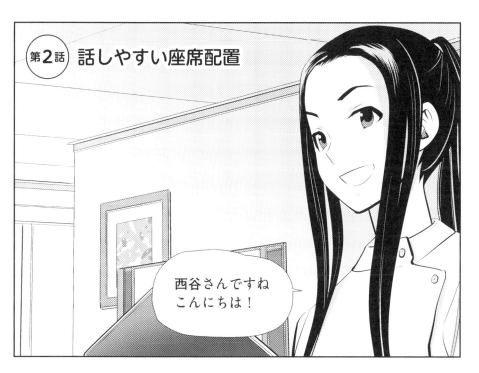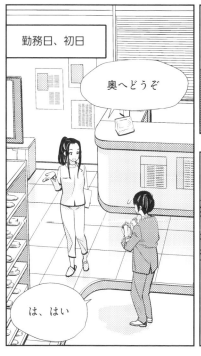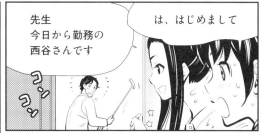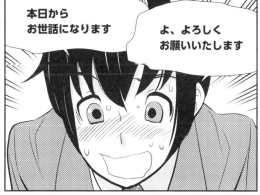

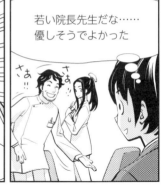
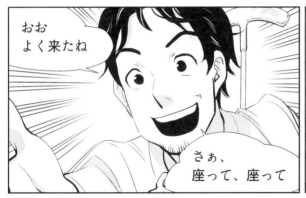

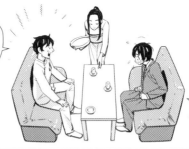

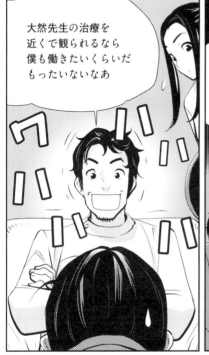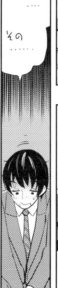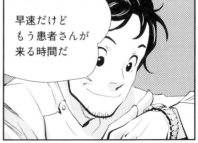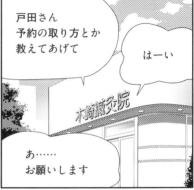

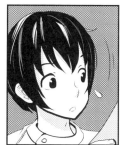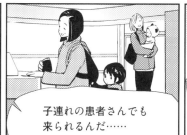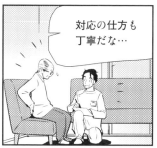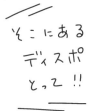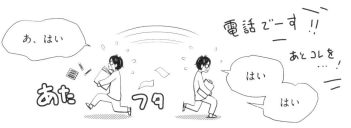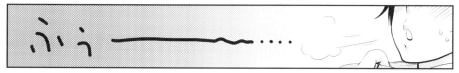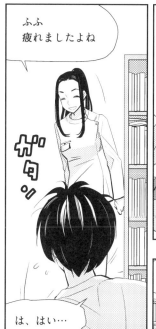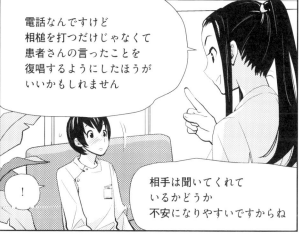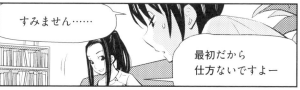

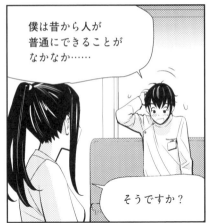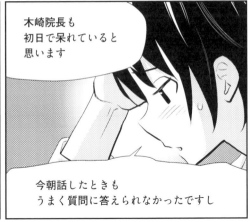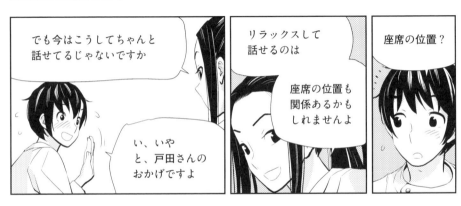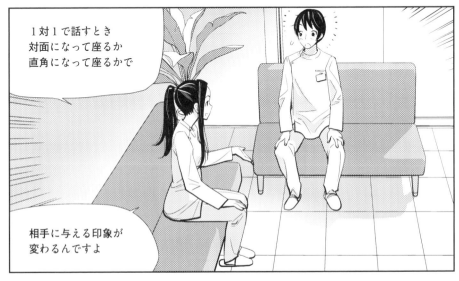

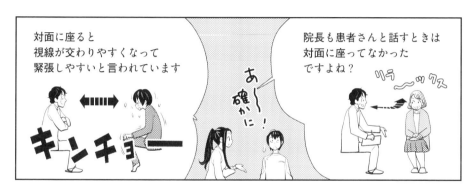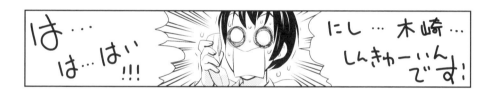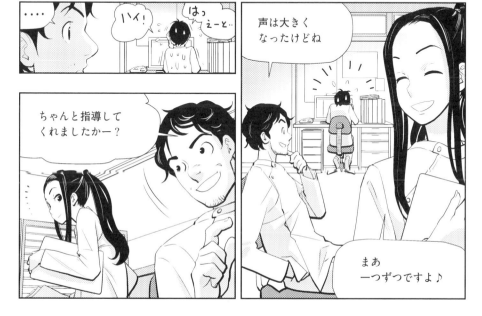

第2話 COLUMN
着座位置と電話応対

　西谷亮は、初対面の木崎院長に圧倒されて、うまく会話ができませんでしたね。先輩の戸田彩子から、着座の位置について助言を受けていました。また、西谷亮の初仕事は電話応対でした。
　今回は、医療面接で知っておかなければならない着座位置に関することと、電話応対についてお話しさせていただきます。

対人距離と個性

　相手と1対1で会話するとき、相手との距離が近ければ近いほど、意思伝達の効率は高くなります。ところが、相手との距離が近すぎると、刺激が強すぎて緊張してしまい、意思伝達の効率は低下してしまいます。
　会話での相手との距離（対人距離）は、親密さやその場の状況によって変化すると言われています。治療院という空間のなかの医療者と患者とのやりとりでは、その主導権は医療者にあることから、患者さんに無用な緊張を与えてしまわないように気をつけたいものですね。
　西谷亮のようなシャイな性格の持ち主は、会話をするときの患者さんとの距離を縮める努力をするとよいかもしれません。木崎院長のような大らかな人は、逆に距離を縮めすぎて患者さんの負担になることもあるので注意しましょう。

着座位置で印象が変わる

　さて、ちょうどよい対人距離（至適対人距離）は、性別や性格などといったその人の「個性」、相手との「関係性」、電車のなかや病院の診察室などといった「状況」から影響を受けるほか、相手との「位置関係」によっても変わります。会話の相手が正面にいるよりも側面にいたほうが、至適対人距離は短縮します。対面に座ると視線が交わりやすく、緊張しやすくなるからです。

看護学生を対象とした実験では、患者役が話しやすいと感じた角度は35度〜55度の間で、頭の位置で測った距離は120cm前後だったという報告もあります。身を乗り出して手を伸ばせば届く位置ということですね。また、ベッドに寝ている患者さんに対しては、足の方向から接近することで、距離の短縮に伴う圧迫感を減らすことができます。

　これに対して、就職試験など改まった場での面接や医療面接においても、患者さんにしっかりと伝えるべきことがある場合は、斜めではなく対面で会話をすることが多くなります。文化人類学者のエドワード・ホールは、対人距離を「密接距離」「個体距離」「社会距離」「公衆距離」の四つに分けました。

①**密接距離**：0〜45cm。家族など極めて親密な間柄にある人同士が使用する距離
②**個体距離**：45〜120cm。仲のよい友人などと個人的な会話を交わすときに使用する距離
③**社会距離**：120〜360cm。仕事上のやりとりなどフォーマルな会話のときに使用する距離
④**公衆距離**：360cm〜。演説など公的な場で対面するときの距離

　医療面接では、患者さんの個性や親密さ、その場の状況などに応じて、着座位置や相手との距離を決めていく必要があります。その際のヒントとして、以上の事柄を役立てていただければ幸いです。

電話応対は医療面接の入り口

　電話応対は、医療面接の入り口といっても過言ではありません。電話口では姿が見えないことから、話し方や声の調子で相手への印象が違ってきます。身振り手振りは相手に伝わりません。見えないにもかかわらず、大抵の人はきちんとした姿勢でお辞儀などをしながら電話してしまいますよね。いい加減な姿勢・態度で電話して失敗したことがあるのかもしれません。

　うつむいた姿勢で発する声と、背筋を伸ばした姿勢で発する声をボイスレコーダーで録音して比較してみると、違いがよくわかります。背筋を伸ばした姿勢で発した声は、聴き取りやすく、かつ明るく感じます。

復唱という技法

　復唱は、予約時間など、用件が正確に伝わっているかどうかを確認するための大事な行為です。患者さんの「明日、1時に伺います」という言葉には、「ありがとうございます、明日の13時にお待ちしております」というように復唱しましょう。

　また、患者さんの「朝から腰が痛くて痛くて……」というような訴えに、「朝からずっと腰が痛むのですね」と返すのは「繰り返し」というカウンセリングの技法です。「繰り返し」は、相手の話を復唱するように相手に投げ返すやりとりですが、気をつけないと単調なオウム返しになってしまい、信頼関係を損なう原因になってしまうことがあります。それを防ぐには、相手の発する言葉とそれに伴う感情面もしっかり受容してから復唱することがポイントになります。

　もう一つのポイントは「労い」です。初診の患者さんにとって、電話という相手が見えない状況で自分のことを話すのは勇気がいることです。治療を希望するご本人、あるいはご家族であることがわかったら、まずは、初めて電話をかけてくださったことに感謝の気持ちを述べて、その気持ちを労いましょう。ブリーフセラピーという心理療法でも、来談者への労いは重視されています。労うことで来院という好ましい行動が生起しやすくなるからです。応対の口調はゆっくりと優しく、相手に安心感を持ってもらえるような丁寧な言葉遣いや言い回しを意識できるとよいかもしれません。

　さて、初日の勤務を無事終えた西谷亮。今後の患者対応力の向上に期待しましょう。

①医療面接における着座位置は、「距離」と「角度」を考慮する。
②電話応対は医療面接の入り口。安心感につながる丁寧な言葉遣いを心がける。

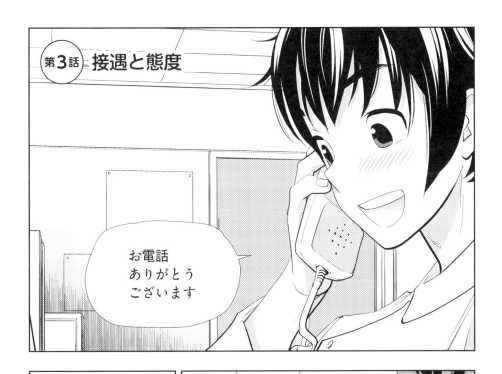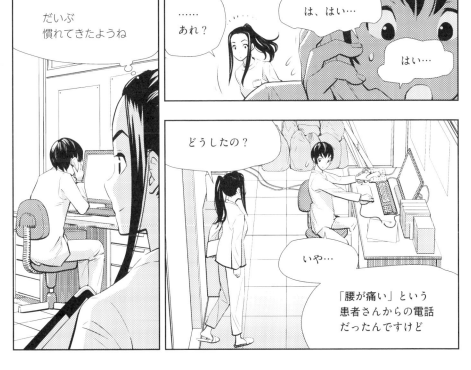

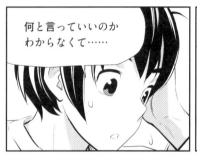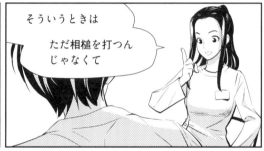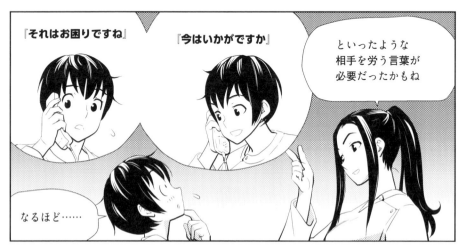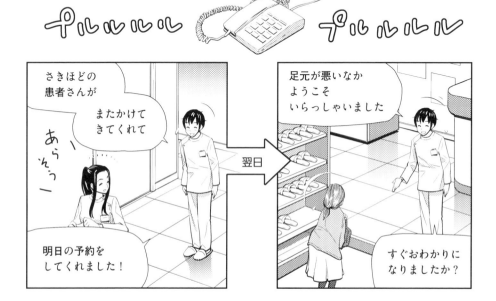

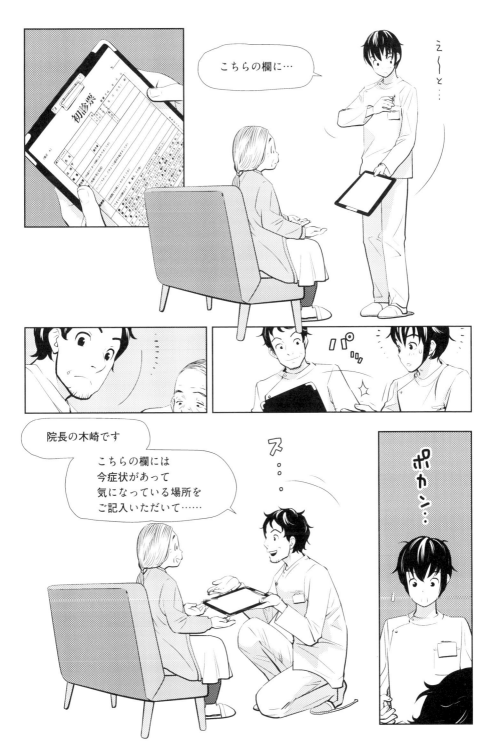

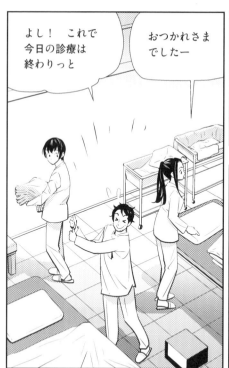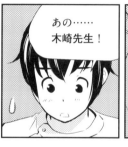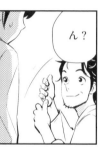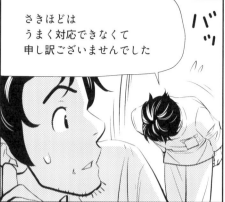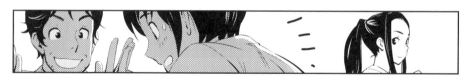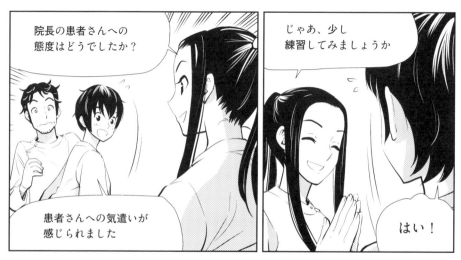

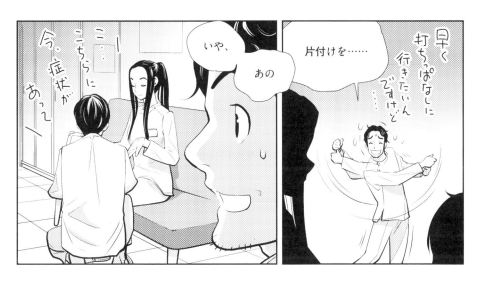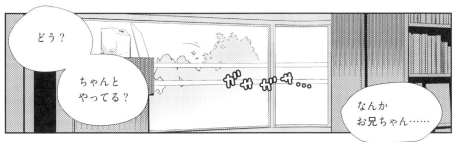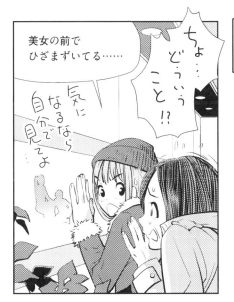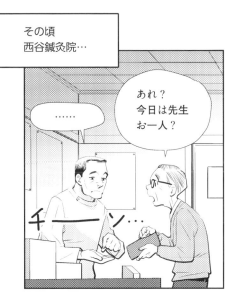

第3話 COLUMN
QOLを高める接遇と態度

　治療院の勤務にだいぶ慣れてきたのか、西谷亮は電話の応対がうまくできるようになったようです。けれども、腰掛けていた患者さんに立ったまま対応しようとしたため、木崎院長に代わられてしまいました。院長は身をかがめて患者さんと同じ目線で対応しましたね。
　私の勤務する大学では、医療者教育の内容に「接遇」を取り入れています。今回は、医療面接で大切な接遇という視点から姿勢や態度についてお話しさせていただきます。

接遇と医療

　接遇とは、お客さんへのもてなしや接待を表す言葉です。医療機関はサービスの提供を第一目的とするところではありません。しかしながら、患者さんが心地よく治療を受けるためには、接遇という考え方の導入は必要です。
　医療機関における患者調査の結果では、設備の充実度や建物の清潔感など物的要因が十分であっても、医療スタッフや職員の対応が不十分と感じると、「お粗末な病院」という評価となり、「二度と行かない」という反応につながることが指摘されています。
　医療スタッフや職員の十分な対応の下で治療を受け、安心して医療機関を後にすることができれば、治療全体の満足度が高まります。そのことが患者さんの生活の質（QOL：Quality of Life）を高め、治療成果も上げるのではないかと言われています。

接遇で求められる態度

　接遇で押さえておかなければならないポイントは、①挨拶、②身だしなみ、③表情、④立居振る舞い、⑤言葉遣いの五つです。

①挨拶

　挨拶は、まず相手の目を見て「おはようございます」「こんにちは」などの一言を発してからお辞儀をして、顔を上げます。「語先後礼」が基本になります。

　お辞儀は、会釈、敬礼、最敬礼の3種類を使い分けましょう。

　会釈は、人の前を通るとき、離れたところにいるスタッフや患者さんへの挨拶などに使います。15度くらいの角度で2m先を見るようにしましょう。

　敬礼は、患者さんをお迎えするときやお礼を言うときなどに使います。30度くらいの角度で1m先を見るようにしましょう。

　最敬礼は、謝罪の気持ちを表すときやお願いをするときなどに使います。45～60度くらいの角度で、30cm先を見るようにしましょう。今回、木崎院長に謝ったときの西谷亮は、しっかりできていましたね。

②身だしなみ

　身だしなみは、第一印象を決める要素の一つです。清潔感があって機能的であることが重要です。動きやすさと患者目線から気にならない着衣で、長白衣は袖をめくり、ケーシーではボタンをしっかり留めましょう。

　また、頭髪を整えること、爪の手入れをしっかり行うことなど、見た目に清潔かどうかだけでなく危険防止、安全面への配慮なども含まれます。

③表情

　表情は、身だしなみと並んで第一印象を決める重要な要素です。笑顔で明るい表情で接することは、患者さんの緊張をほぐし、気持ちも明るくします。雰囲気のよい環境づくりは、スタッフの表情から生まれると言っても過言ではありません。

④立居振る舞い

　医療者に求められる立居振る舞いは、患者さんの状況や反応に応じた動作の機敏さ、丁寧さ、さりげなく手を添えるといった優しさが感じられるような行動で、第一印象の後の信頼関係の形成に関わる要素です。

　一般的には態度として説明されることの多い内容ですが、挨拶や身だしなみ、表情も態度の一つと言えるので、ここでは「立居振る舞い」としました。

　立居振る舞いは、マナーとも関係します。医療者は常に患者さんに見られていることを意識する必要があります。これは、病院実習への準備教育の例ですが、病院内あるいは通勤中も何かをしながら歩く「ながら歩き」をしないことや、

エレベーターを利用するときは操作盤の前に立って気遣いながら案内することなども立居振る舞いのポイントです。

姿勢も重要で、いすに座っている患者さん、あるいは車いすの患者さんには、木崎院長のように身をかがめて、同じ目線になるように対応するのが望ましいでしょう。

⑤**言葉遣い**

言葉遣いも第一印象の後の信頼関係の形成に関わる要素です。患者さんやその家族の行為を言う場合は「尊敬語」、自分の行為を伝える場合は「謙譲語」を使います。勤務する病院・治療院のことを伝える場合も謙譲語を用います。例えば、「ご覧になる」「いらっしゃる」は尊敬表現、「拝見する」「伺う」は謙譲表現となります。

また、同じ言葉であっても、声の調子で伝わり方は変わるので注意を要します。言い終わりを柔らかく丁寧にするのを心がけ、会話の場合は相手のリズムに合わせて、説明・説得の場合は少し声量を抑えてゆっくりと話しましょう。

接遇は治療院の評判にも関わる

医療者の態度は、来院する患者さんの治療満足度に関わる大切な要因です。患者さんにとって良好な態度は、接遇のスキルを身につけて、それを実践することで向上させることができます。それによって、患者さんから見た医療者、治療院の印象はよくなり、患者さんの満足度ならびにQOLは高まるでしょう。

そのような努力が、治療院の評判につながっていくと考えられます。

①接遇のポイントは、「挨拶」「身だしなみ」「表情」「立居振る舞い」「言葉遣い」の五つ。
②患者にとって望ましい接遇・態度が、患者のQOLや治療院のよい印象に結びつく。

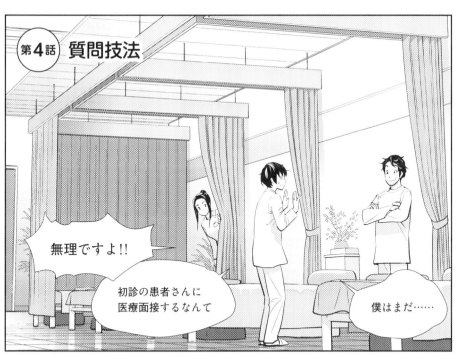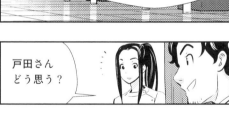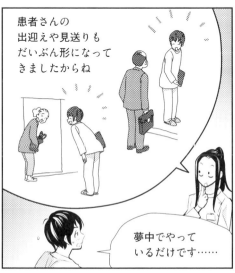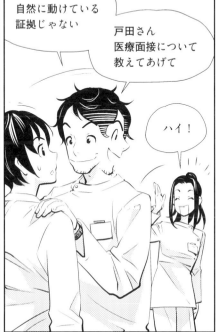

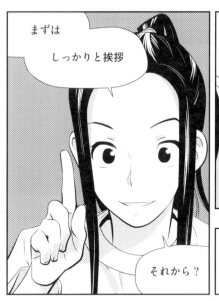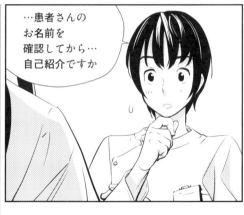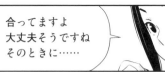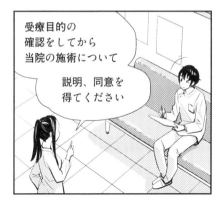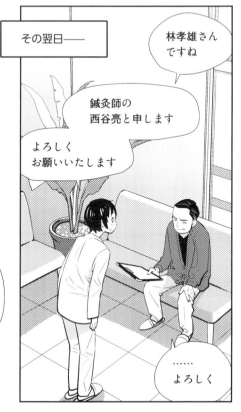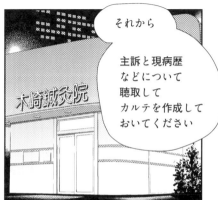

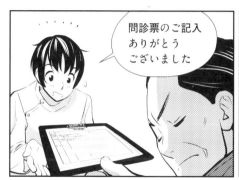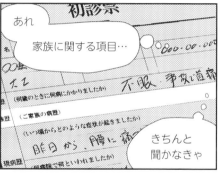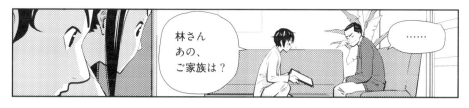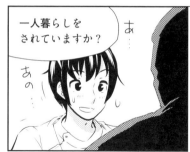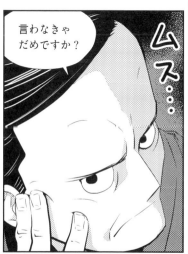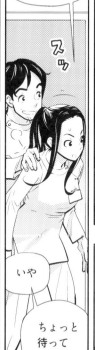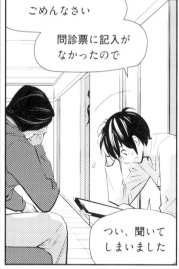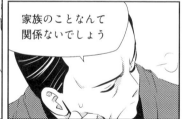

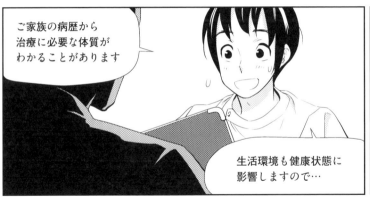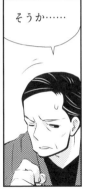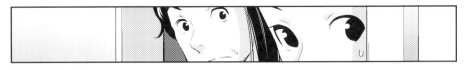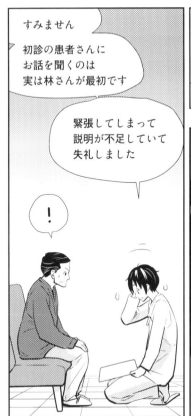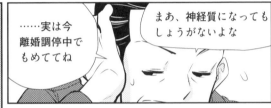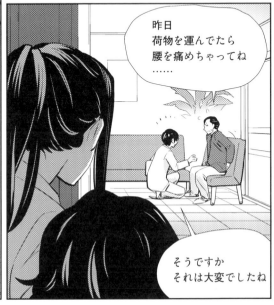

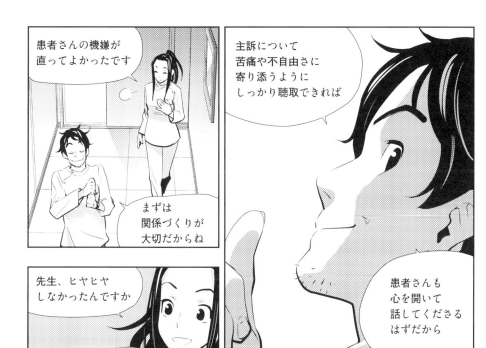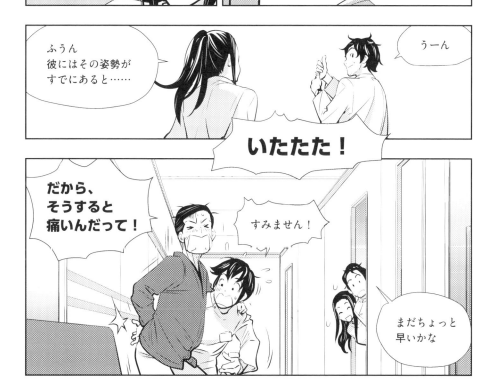

第4話 COLUMN
患者との関係づくりにおける質問技法

　院長から初診の医療面接を任された西谷亮。父親ほど年の離れた患者さんに対して、いきなり立ち入ったことを聞いてしまい、ピンチを招きましたが、誠実な対応でその場をなんとか収め、医療面接を続けることができました。

　家族の問題は主人公の西谷君にとっても関心事で、思わず聞いてしまったのかもしれませんね。患者さんとの良好な関係づくりは、医療面接の第一歩として重要です。

患者との関係づくりの重要性

　医療面接には、情報収集、患者さんとの信頼関係構築、患者教育といった目的があります。多くの医療機関では、初診の患者さんに対して、問診票などを使って主訴や病歴を事前に記入してもらっていると思います。医療面接は、問診票に書かれた内容を確認しながら行うことで、効率よく進めることができます。

　しかしながら、医療面接における情報収集の効率が高まる一方で、「話をよく聴いてくれない」「PC画面や問診票ばかり見て、顔を向けて話してくれない」など、患者さんからの不満も聞こえてくるようになりました。問診票に頼りすぎることは、コミュニケーションの形式化・形骸化を招いてしまい、患者さんの表情や態度に現れる言外の情報を見逃してしまったり、患者さんの考えや気持ちを聴取しにくくしてしまったりといった弊害があります。

　何より、患者さんとの関係づくりがうまくいかないと、患者さんは口が重くなり、治療のための情報収集が困難となるだけでなく、患者さんが治療に非協力的な態度を示すようになってしまいます。では、具体的にどうしたらよいでしょうか。

関係づくりのための質問技法

初診の患者さんとの良好な関係を築くためには、「開放型質問」を上手に使うことが大切です。

①開放型質問

「開放型質問」とは、患者さんの考えや気持ちを患者さん自身の表現で自由に答えてもらうための質問技法です。

「どうなさいましたか」「詳しくお話しいただけませんか」「どのような感じですか」などの問いかけがこれに相当するものです。患者さん自身にしかわからない情報を収集するための有効な方法です。この質問技法を用いることによって、患者さんが今、何が一番気になっているのか、何を訴えたいのかを聴取することができます。患者さんも、話したいことを自由に話すことができたと感じ、来院の満足度が高まります。

ただし、この方法によって語られる患者さんの話は、必ずしも鍼灸師がほしいと思う情報ではないことも多々あります。そこで実際は、「開放型質問」に加えて、「閉鎖型質問」を組み合わせて質問を構成する必要があります。

②閉鎖型質問

「閉鎖型質問」とは、「それはいつ頃ですか」「そのとき痛みは感じましたか」などのように、「はい」か「いいえ」あるいは短い言葉で答えることができるような聞き方で、聴き手が欲する情報を得ることを目的に行う問いかけです。質問に対する答えは限定的なので、患者さんにとって「開放型質問」よりも回答する負担は少なくて済みます。

医療面接を成功させるためのポイントは「開放型質問」と「閉鎖型質問」を上手に組み合わせて構成することと言っても過言ではありません。例えば、「開放型質問」をAとして、「閉鎖型質問」をBとすると、「A⇒B⇒B⇒A」や「B⇒B⇒A⇒B⇒B」というようにAでBを、またはBでAをサンドイッチするパターンは有効です。もちろん、第3話（p25）でお話しした患者さんへの接遇の態度も重要です。

開放型質問と傾聴

　傾聴とは、患者さんの話に対して主観を交えずに心から受け止めようとすることです。話し手は聴き手に傾聴されると気分がよくなること、ストレスが低減することなどが知られています。「開放型質問」では、話の主導権は患者側にあるので、患者さんは思ったことを自由に語ることができ、発話が促進されます。

　患者さんの苦悩を傾聴することは、話し手である患者さんの気分を好転させ、鍼灸師との信頼関係をさらに促進すると考えることができます。今回、主人公は患者である林さんが語ったプライベートな出来事や腰痛のきっかけについて、「それは大変でしたね」と労いながら寄り添うように聴取することができていました。

患者との関係づくりの効果

　患者さんは家族、ご近所や同僚など、さまざまな人たちと関わりを持ちながら、日常生活を送っています。日々の暮らしのなかで起こった悩ましい出来事は解決することが困難なものもあり、ストレスの原因となって健康に影響することが少なくありません。

　一方、患者さんと鍼灸師の関係は、治療院や病院といった非日常的空間のなかで同じ時間を共有し、患者さんのプライバシーの一部に鍼灸師が関わるというものです。鍼灸師は、患者さんの意思を尊重し、その話を傾聴して理解しようとすることで、守られた空間のなか、安心を提供できます。そこで結ばれた患者さんとの良好な関係は、治療を円滑に進める助けになるばかりでなく、患者さん自身のメンタルヘルスの維持向上にも貢献すると考えることができるでしょう。

①患者さんとの良好な関係が治療の奏効につながる。
②患者さんとの良好な関係を築くためには、「開放型質問」を上手に使うことが大切。

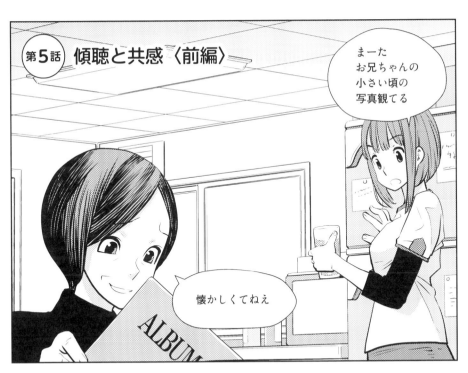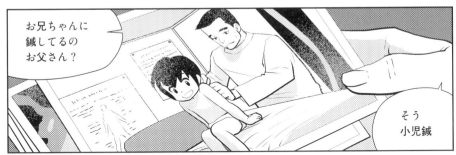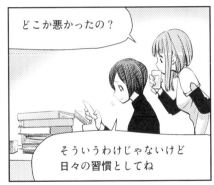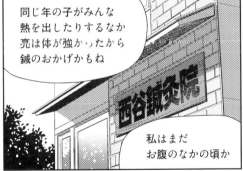

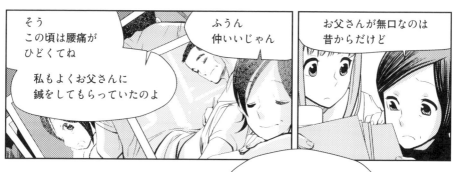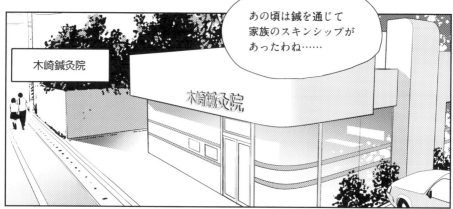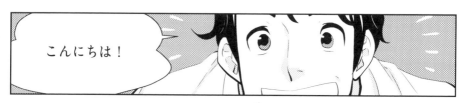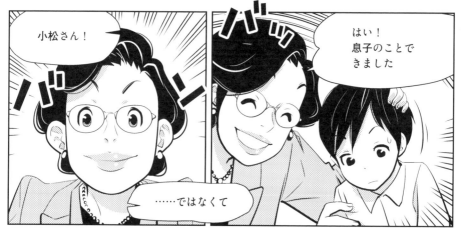

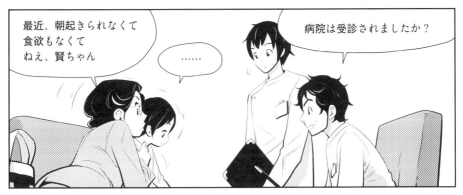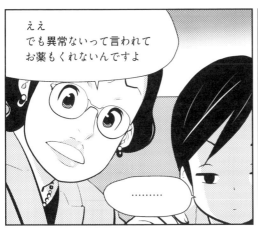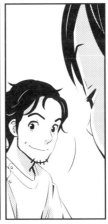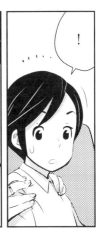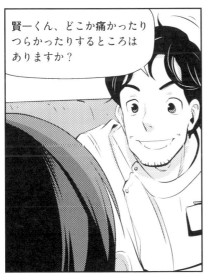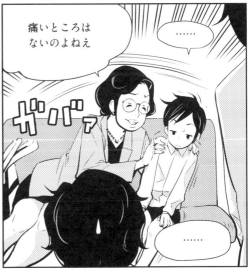

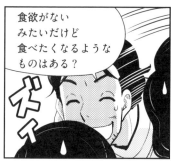
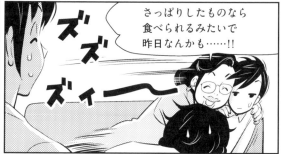
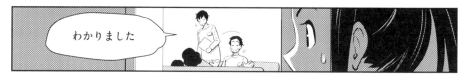
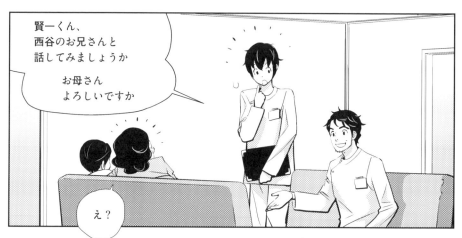
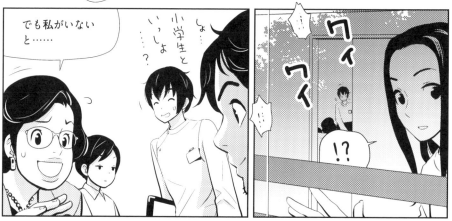

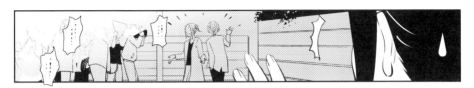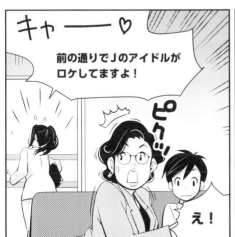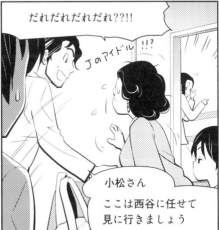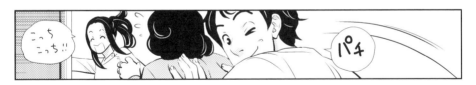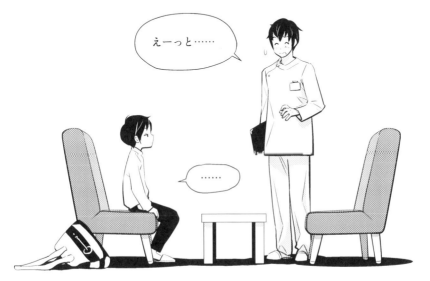

第5話 COLUMN
傾聴のツボ

　来院した小学生の賢一君は食欲がなく、朝起きられない様子。院長が機転を利かせて、代わりに答えてしまう母親を治療室の外へと連れ出すことに成功しました。そして、主人公の西谷亮は、賢一君と1対1の状況になりました。西谷亮は賢一君の話を上手に聴取できるでしょうか。

関係づくりと傾聴

　医療面接において患者さんとの関係づくりが重要であることは、第1話のコラム（p14）で述べた通りです。開放型質問は、患者さん自身の考えや気持ちを引き出し、患者さんの来院の満足度も高めるという点で、医療面接における関係づくりに有効です。

　しかしながら、そのときに語られる患者さんの苦悩や期待をしっかりと聴取することができなければ、せっかくの医療面接も不十分なものとなってしまいます。そこで、傾聴という面接技法が重要となるのです。傾聴には「受容」と「共感」という要素があり、そのツボを押さえておくことが大切です。

傾聴の要素としての受容と共感

①受容

　受容とは、相手の話を許容的態度で聴くことです。つまり、話の内容を批判したり評価したりせず、耳を傾けることを指します。また、相手の話に興味・関心を持つことが受容のポイントになります。

　ただ聞くだけでなく、話に反応して相づちを打ちながら聴くことによって、患者さんは受容されていると感じます。話の合間に「うんうん」とか「なるほど」などと言葉に表すのも有効です。

　また、心の動きや感情は表情や動作などに反映するため、言葉だけでなく、

表情や動作、声の調子などの非言語的なメッセージを読み取り、それに応じることも重要です。これができれば、患者さんは鍼灸師が自分の話に興味を持って聞いてくれていると一層強く感じられるでしょう。

②**共感**

　共感とは、相手の感情に近づき、相手とともに感じ、その感情を経験することです。相手の発する言葉や表情から、その感情を読み取り、自分のなかで追体験する行為です。患者さんが苦痛を訴えたとき、その表情やしぐさを自分でもしてみると、その状況をより身近に感じることができます。

　共感は「同情」という感情に似ていますが、同情と共感とは違います。同情は「かわいそうに」という感情に思考や言動が支配されて冷静な判断が難しい状態ですが、共感は相手の苦痛を自分のものとして感じるものの、自分の心はそれに支配されない状態です。医療面接という場面では、冷静な判断に基づく対処行動が求められるため、共感という認知的態度で患者さんに寄り添うことが重要になると考えられます。

　受容と共感の要素を確かなものにする傾聴の技法としては「繰り返し」「リフレクション」「支持」などがあります。

傾聴の技法

①**繰り返し**

　繰り返しは、相手の話を復唱するように相手に投げ返す次のようなやりとりです。

患者「とにかく息子夫婦の世話にはなりたくないんです」

鍼灸師「そうですか、息子さん夫婦の世話にはなりたくないのですね」

　このように繰り返すことによって、問題の焦点がはっきりしてきます。

②**リフレクション**

　リフレクションは、患者さんが発する言葉をそのままオウム返しにするのではなく、患者さんの意を汲んで鍼灸師の言葉に置き換えて投げ返すやりとりです。リフレクションの例を挙げてみましょう。

患者「昨日、出かけたら急に雨が降ってきて、傘を持たずに出かけたので困っていたら、親切な人が傘を貸してくれて、とっても助かって……」

鍼灸師「昨日、急な雨で困っていたら、傘を貸してくれた人がいたのですね」
患者「そうなんです」

　これは要約というリフレクションの技法で、相手の話が淀みなく展開する場合は有効です。話が長い場合は、間合いを図り勇気を持って話に割って入り、要約した内容を相手に投げかけて、そのような理解でよいかどうかを確認することも重要です。

　また、「あなたの気持ちは○○なのですね」「痛みのために○○できないというのですね」といった「明確化」もリフレクションの技法の一つです。適切なリフレクションによって、患者さんは自分の言いたいことをわかってもらえたと感じ、良好な関係づくりを促すだけでなく、治療に必要な情報収集も進展すると言えるでしょう。

③**支持**

　支持とは、相手の話に同調し、自分の思いを表し承認することです。誰もが自分の考えを否定されるといやな思いをしますが、自分の考えを支持されるとよい気持ちが湧いてくることで関係が深まります。

　「そう思ってしまうのは仕方ないと思います」「それはよい考えですね」の他に、労いの言葉がけである「それは大変でしたね」「がんばりましたね」などの言葉がけも、話の流れのなかでは支持に含まれることがあります。

＊

　医療面接という枠組みの中で、開放型質問をしたあとの患者さんの回答に対して、しっかりと傾聴できれば、患者さんとの良好な関係が成立し、治療効果を高めることができると考えます。さて、賢一君と1対1の状況になった西谷亮は上手に傾聴できるでしょうか。

Point

①受容と共感は傾聴の重要な要素。
②傾聴の技法を適切に使用することで患者との関係は良好になり、治療効果を高めることができる。

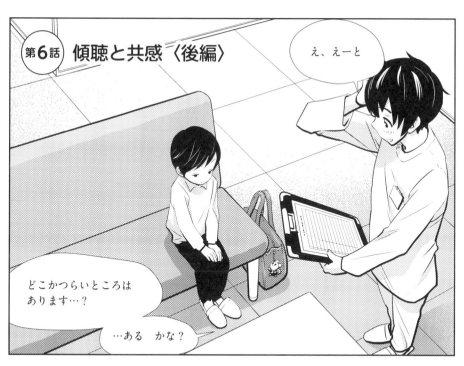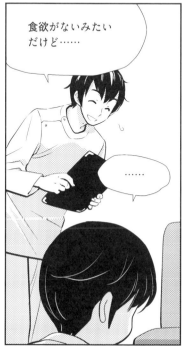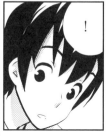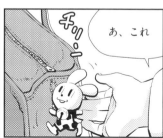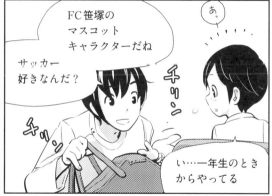

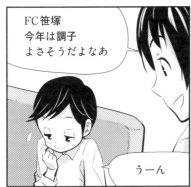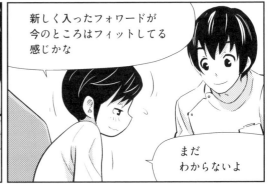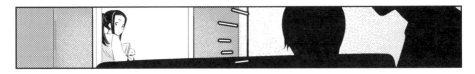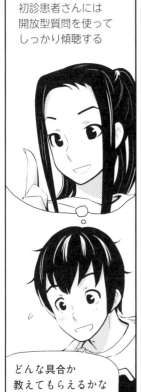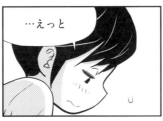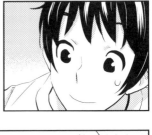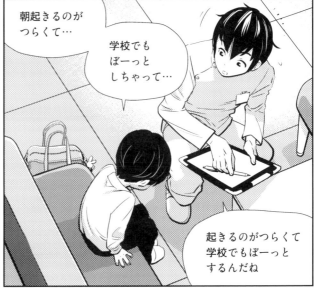

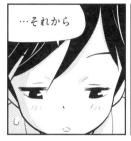
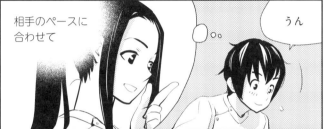
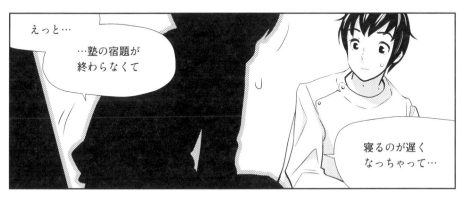
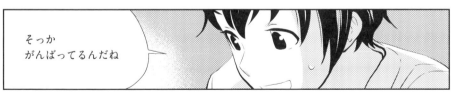
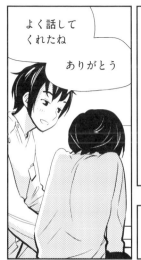
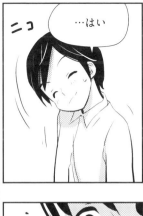
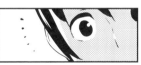
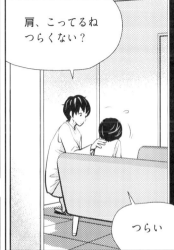

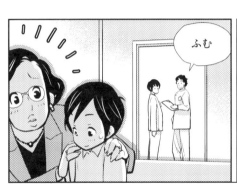
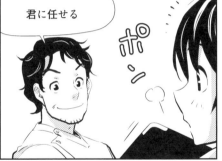
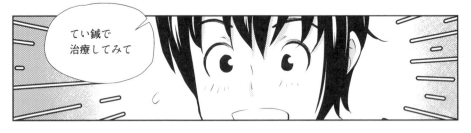
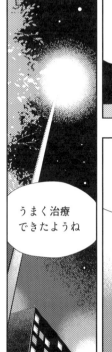
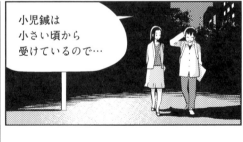
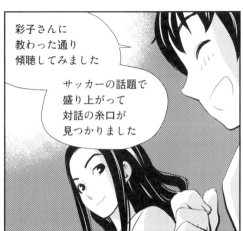
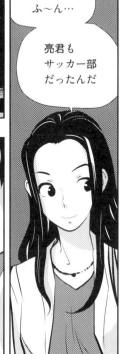

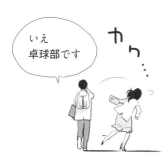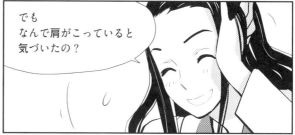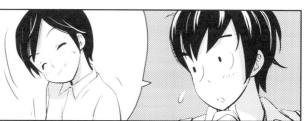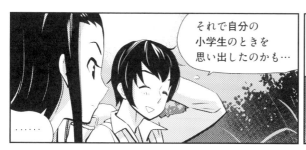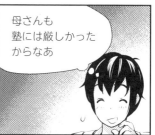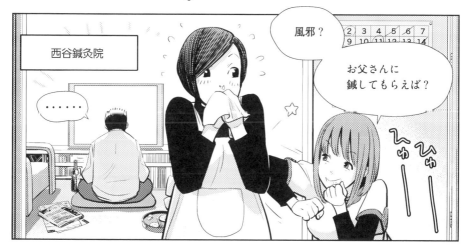

第6話 COLUMN
続・傾聴のコツ

　西谷亮は賢一君との関係づくりに苦労するなか、バッグのマスコットキャラクターから賢一君との会話の糸口を見つけることができました。そして、彩子の助言を参考に、開放型質問を使って賢一君の話を引き出し、身体の不調を見つけることができました。今回は、前話に引き続いて傾聴についてお話ししたいと思います。

傾聴する医療者の基本的態度

　「来談者中心療法」の創始者カール・ロジャーズは、傾聴するカウンセラーの基本的態度として、①無条件の積極的関心、②共感的理解、③純粋性などを挙げています。

　これらは、カウンセラーが来談者の話を聴く際に求められる心構えのようなものです。この心構えを鍼灸師も知っておくことは、医療面接で大いに役立つでしょう。

①無条件の積極的関心

　無条件の積極的関心とは、医療者の立場や損得にとらわれず、目の前にいる患者さんに対して、「どんな人だろうか、何を望んでいるのだろうか」と関心を持ち、全身全霊を込めて、相手をそのまま受け入れようとすることです。

　仮に、相手の考えが身勝手なものであったとしても、それを批判したりせず、「なぜそんなことを考えるのだろうか」というように関心を持って聴くことで、患者さんの気持ちに一歩近づいた傾聴が可能になります。

②共感的理解

　共感については前回も解説しましたが、ここで述べる共感的理解とは、患者さんが体験し表現しようとしている感情を医療者自身の感情に左右されることなく感じ取り、理解して、かつ、その理解を患者さんに伝えるという、傾聴の中核的な要素です。他者からの共感が、その人のストレスを低減させるという報告も

あります。賢一君は西谷亮の「そっか、がんばってるんだね」「よく話してくれたね、ありがとう」という言葉がけによって、気持ちを開放したように見えました。

さて、患者さんが怒っているような場合はどうでしょうか。怒りの感情が「逆恨み」など非合理的な思考の結果に発生したものである場合は、無条件に共感すると、患者さんの非合理的な思考を強化してしまう恐れがあるので注意しなければなりません。そのような場合は、怒りの感情に共感しても、怒りの表出行為には共感しないという態度が重要になります。「イライラしてしまうのですね。その結果、相手に余計なことを言ってしまうのですね」というように、感情に共感しても行為に共感していないことを相手に伝えることが大切になります。

③純粋性

純粋性は、少し広い意味でとらえると、医療者という役割を演じたり、専門家の顔に隠れて相手に権威的に接したりするのではなく、対等な視線で耳を傾け、ありのままのその人を受容しようとすることです。

患者さんとの会話のなかで、理解が著しく困難と感じたり、ネガティブ感情が発生したりすることがあるかもしれません。そんなとき、私たちは治療専門家として「あるまじき」と考えて、それらを感じないように、また、自分に発生する感情を否認したりするものです。しかし、患者さんとの会話場面で発生する、そのような自分のネガティブな評価や感情変化についても否認してごまかそうとせず、きちんと認識して受け止め、傾聴する態度は、医療面接において重要となります。

賢一君がサッカーに興味があると気づくことができたのも、子ども相手だからといって権威的に接するのではなく、対等な視線で耳を傾け、ありのままの賢一君を受容しようとしたおかげかもしれません。

小児の医療面接

小児に対する医療面接は成人ほど言語表現能力が発達していないので、動作や声の調子などの非言語的コミュニケーション要素が重要となります。

①会話のペース

西谷亮は、焦らず、ゆっくりしたペースで医療面接を行い、賢一君の言葉を引き出しました。小児に限らず成人においても、自分のことを開示するとき、相

手が受容してくれるかどうかという不安や言葉選びのため、発話に時間がかかります。そのような状況で相手の回答を急かすのは信頼関係を失う原因にもなるので禁物です。むしろ間をあけて、相手の早く話したいという会話の欲求を喚起するような働きかけのほうが、功を奏することが多いと言えるでしょう。

②**動作観察**

西谷亮は、医療面接が一区切りしたときの賢一君の動作から肩こりを疑いました。医療面接中、患者さんは医療者から何を聞かれるのだろうと緊張する場合が多いと思います。会話を区切ることや間を置くこと、自由に話をさせることは、患者さんを緊張から解放します。そのときに現れる深呼吸や姿勢変化、体動などの動作は、患者さんが「今ここ」で感じていることに他なりません。

③**子供に過干渉な家族への対応**

賢一君のお母さんのように、患者家族が過干渉な場合、本人から聴取すべき情報が得にくくなります。そんなとき、治療家は、家族が過干渉だと思い込むと、その先入観のため適切な判断ができにくくなります。過干渉ではなく愛情が深いと思うことが大切です。信頼関係成立の下、相手の気持ちを大切にしつつ、過剰な愛情エネルギーをほんの少し他に向けるような、いわゆる「気そらし」が有効となります。

*

紹介したカウンセリングの技法や態度は、鍼灸師の医療面接でも大いに活用することが可能です。ぜひ役立ててみてください。

①傾聴の基本的態度には「無条件の積極的関心」「共感的理解」「純粋性」が含まれる。
②小児に対する医療面接は、対成人の医療面接よりも非言語的コミュニケーションが求められる。

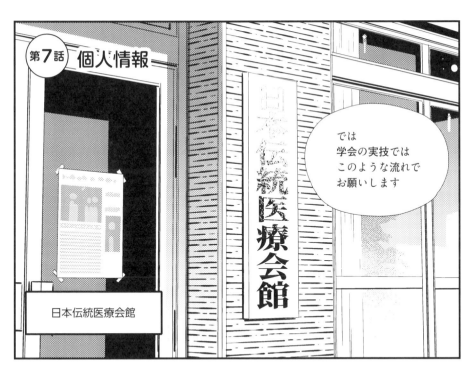
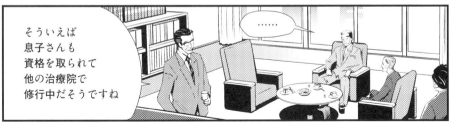
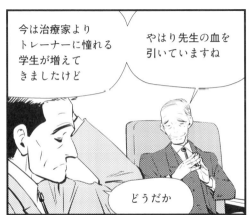
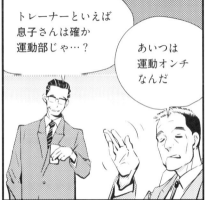

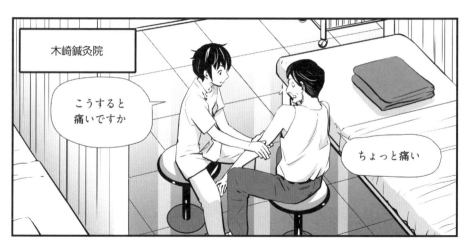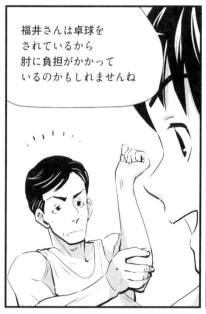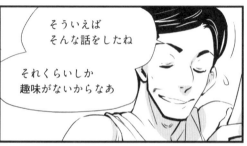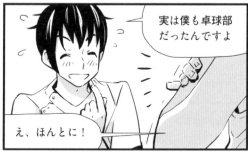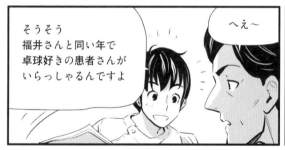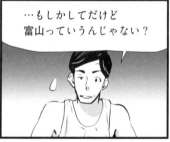

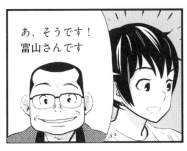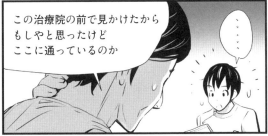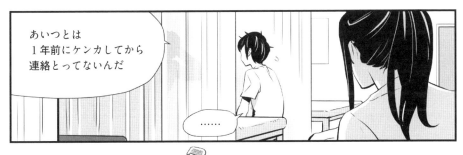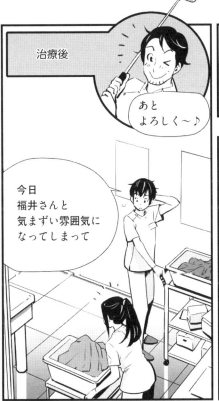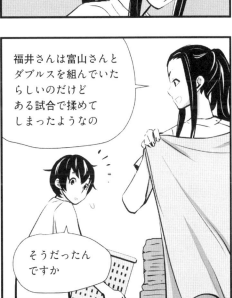

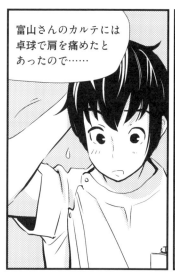
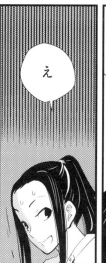
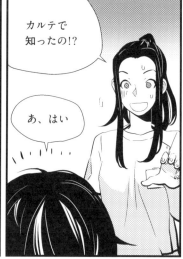
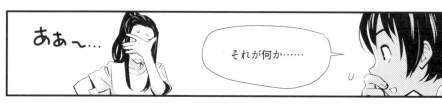
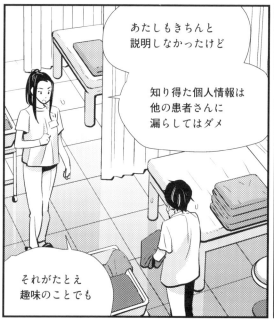
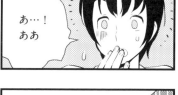
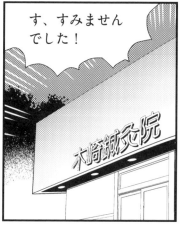

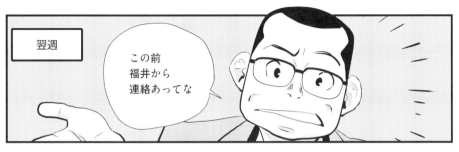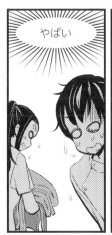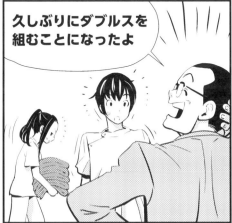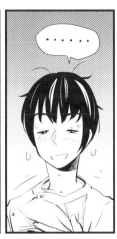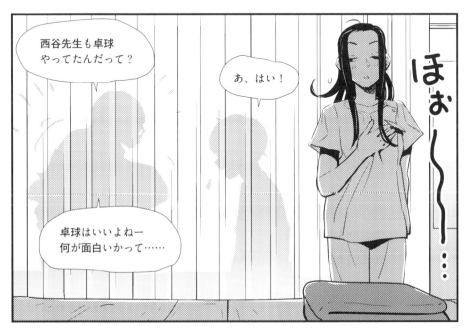

第7話 COLUMN
個人情報の守秘義務

　西谷亮は、卓球が趣味の福井さんに、ほかにも卓球好きの患者さんがいることをうっかりしゃべってしまいました。幸い、二人が知り合いで、仲直りのきっかけになったことから問題にはなりませんでしたが、ヒヤリとしました。紹介やクチコミで来院する患者さんが多いと、個人情報の扱いにも苦慮されることがあるのではないでしょうか。

　今回は守秘義務について考えてみたいと思います。

守秘義務の法的扱い

　守秘義務とは、他人の秘密を知ることの多い職業に従事する人が、業務において知り得た他人の個人情報を漏らさないように守る義務のことです。

　「あん摩マツサージ指圧師、はり師、きゆう師等に関する法律」では、「第七条の二」に「施術者は、正当な理由がなく、その業務上知り得た人の秘密を漏らしてはならない。施術者でなくなった後においても、同様とする」とあります。

　これに違反するとどうなるのでしょうか。「第十三条の七」に「五十万円以下の罰金に処する」とされています。ただし、「告訴がなければ公訴を提起することができない」とあるので、患者さんや鍼灸院に不利益が生じなければ、厳密には罰せられることはありません。しかしながら、倫理的な問題は法律とは別のものです。

守秘義務の倫理

　日本心理学会では2009年に「倫理規定」が交付されています。そのなかの「守秘義務」という項目で、「相談の内容や援助で知りえた個人情報は、その家族も含めて第三者には原則として開示しない」ことが明記されています。「原則として」とあるのは、例外があるからです。

例えば、ほかの医療機関に個人情報を開示する場合は、患者さんの許可を得て行うことができます。ただし、言動が自傷や他害の可能性を示す場合には、事件・事故を未然に防ぐという観点から、許可の有無にかかわらず開示が可能となります。

　また、有名人の来院はつい人に話したくなりがちですが、開示しないことが原則です。開示にはもちろん本人の同意が不可欠です。

筆者の苦い経験

　さて、「知り得た個人情報」＝「秘密」としたときに、趣味や経歴はどのような扱いになるでしょうか。

　私の恩師であるＡ先生は、気鋭の神経生理学者で、若いときにロックフェラー大学の教授に師事し、大脳新皮質のコラム構造について研究していました。Ａ先生が帰国後、当時大学院生であった私は、頼み込んで弟子にしてもらい、週の半分を医学部で過ごしていました。

　ある日の休憩中のことです。医局の若手研究者たちの間で、五輪で日本がメダルをいくつ取れるかが話題になりました。「やっぱり○○競技は確実だよね」に対して、思わず私は、「Ａ先生はＰ大の○○競技部出身なんですよ」とアスリートだったことを話してしまいました。Ａ先生はその昔、脳科学者としてテレビに出演していましたが、その風貌は競技とは縁遠い印象だったことから、大いに盛り上がりました。後日、私はＡ先生に呼び出されて、「笑いのネタにするな」とこっぴどく叱られました。

　そういう私も、大学院で心理学を教える傍ら、体育の科目も担当しています。風貌がそれらしくないので、体育教師とわかると驚かれることがしばしばあります。確かに、学会などで私の素性が意図せず開示されると「面倒だなあ」という感情が湧き、当時のＡ先生の気持ちがわかるようになりました。

　これは私の苦い経験ですが、このことから、趣味や好み、経歴であっても、他者の話題は避けるべきだと学びました。

施術室での工夫

　鍼灸院の待合室は、次の予約の患者さんがいらっしゃるようなときもあります。そんなときは施術室での患者さんとの会話の音量に気を遣うのではないでしょうか。

　主人公の勤務する木崎鍼灸院の間取りは、入り口を入るとソファの置かれた待合室がある設定です。通路を進むと、壁で仕切られた応接室兼院長室があり、施術室はその奥です。待合室と施術室が離れた構造になっていて、施術室の患者さんとの会話が待合室に漏れることはなさそうです。初診の患者さんの医療面接は、壁で仕切られた応接室で行われることもあります。

　施術室と待合室が隣り合わせの鍼灸院では、音の遮断という目的で、BGMのスピーカーを待合室と施術室の間に置く、スピーカーを双方の部屋に向けるなどの工夫も個人情報への配慮に有効です。

　ところで、患者さんが家族や他の人の話題について話してきた場合はどうでしょうか。うっかり「はい」などと返すと、同意したものと誤解されかねません。相手を批判するような話題に対しては「はあ」や「そうですか」など差し障りない反応をしておくほうが無難かもしれませんね。「うつ伏せになってください」など、体位変換をお願いして話題を逸らすのも有効です。

　患者さんは情報が漏れないことで安心して治療を受けることができます。守秘義務を守るという目に見えない工夫についても、うまくできているか、振り返ってみるとよいでしょう。

Point

①守秘義務には法的根拠がある。
②本人の許可があれば個人情報開示は可能だが信頼関係が不可欠。
③守秘義務の順守は患者に安心をもたらす。

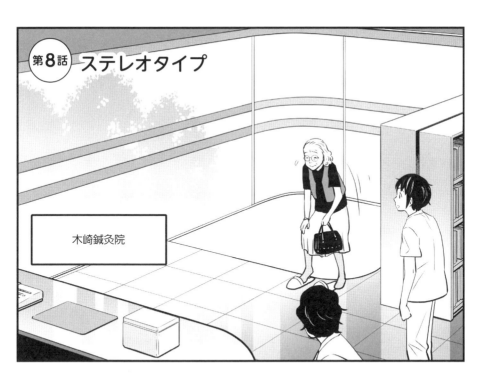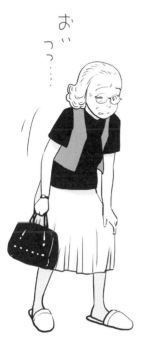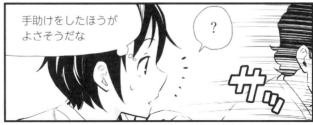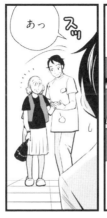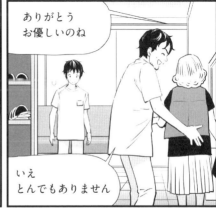

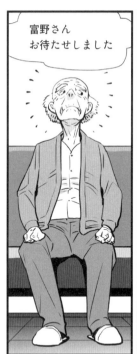
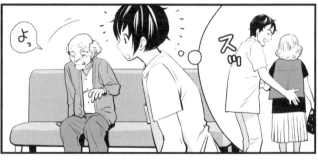
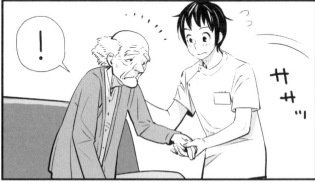
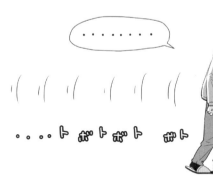
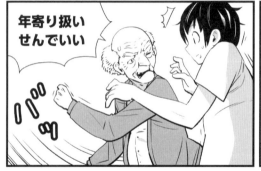
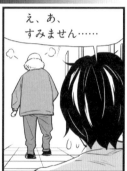
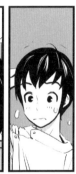

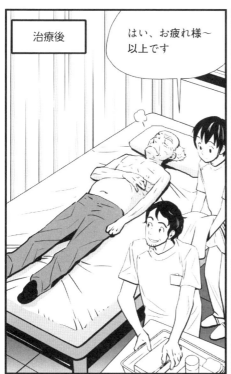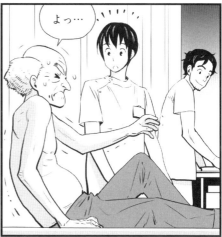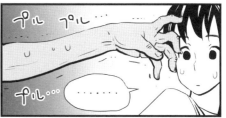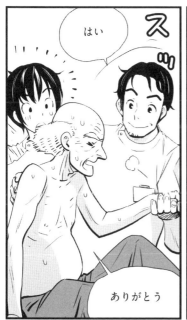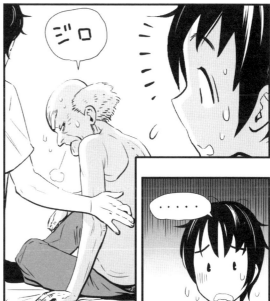

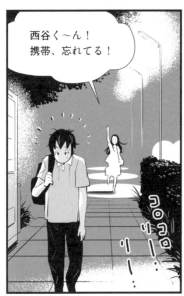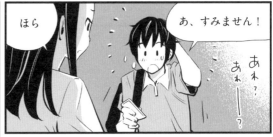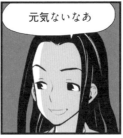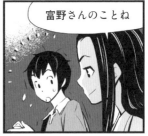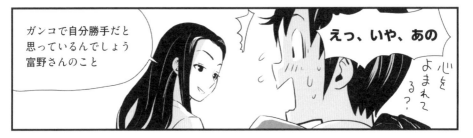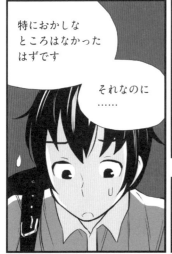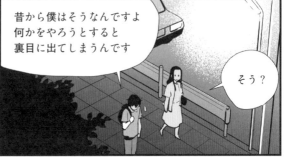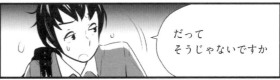

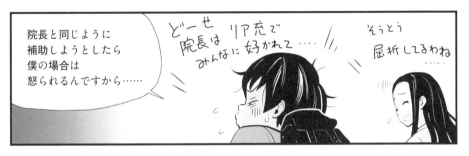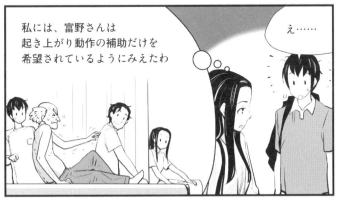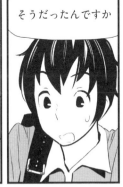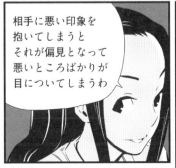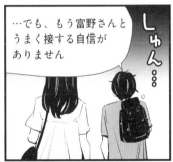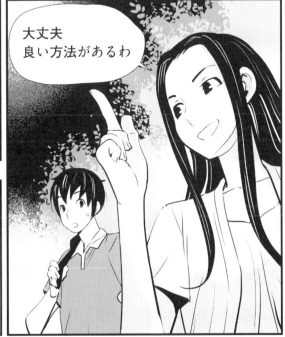

第8話 COLUMN

ステレオタイプとは何か

　西谷亮は、自分に対する富野さんの言動から、富野さんに少し苦手意識を持ってしまったようですね。私たちは人を見分けるときに、その人が持ついくつかの特徴を自分の判断基準に当てはめて評価しようとします。そのような、人を見分けるときの固定観念は、「ステレオタイプ」と呼ばれています。また、そのステレオタイプが否定的な評価や感情と結びついているときに、私たちはそれを「偏見」と呼びます。

　今回はステレオタイプについて考えてみましょう。

ステレオタイプの特徴

　腰痛で来院した患者さん。「腰が痛い」と訴えながら自分のお腹に手を当てているとしたら、皆さんはどう感じますか。

　私たちは、痛む部位に手を当てるという行動と痛みの訴えが一致していないとき、違和感を覚えて、何か重大な疾患があるのではないかと疑います。このように専門的に形成された思考の枠組みは、医療面接に大いに役立つ知識と言えるでしょう。

　一方、西谷亮が高齢者である富野さんに対して、歩行動作の補助をしたところ、富野さんに手を払いのけられてしまいました。その前に西谷亮は、院長の木崎が患者さんの歩行動作を補助する様子を見ていたので、同様の行動をとったのでしょう。

　私たちは、日常生活で人と関わるときに、相手の性別や年齢によって話し方や話題を変えることがあります。これはステレオタイプに従った行為であり、社会生活を営むうえで重要です。ステレオタイプは、物事の判断を効率よく行うために有効な心の仕組みですが、ステレオタイプに従ってなされた判断が、ときに相手の期待と一致せず、選択した行為は結果的に失敗となってしまうことがあります。それでもステレオタイプに従った判断がなされるのは、なぜでしょうか。

効率的な判断ができる

　私たちは、相手の情報が少なく不十分であるときには、外見や職業などから相手の人柄などを予測して、相手と交流しようとします。身だしなみや服装も重要です。式典で礼服を着ることや治療場面における白衣・ケーシーの着用は、相手に安心感を与えます。

　一方、相手がどんな人なのか、その情報を十分に得てから交流するほうが失敗は起こりにくくなりますが、そのコストは大きく、時間もかかってしまいます。多くの人は、多少の失敗の可能性よりも効率を優先したほうが得だと考えているようです。間違えたら相手の反応を見て修正すればよい、という心づもりなのかもしれません。私たちは失敗から学んで成長していくのですね。

ステレオタイプの個人差

　ステレオタイプは、自分の関心事や能力の自己評価と無関係ではありません。自分が興味を持つ専門の領域・内容については保有する知識・情報が多く、判断基準にも間違いが少なくなることが知られています。入学試験の面接官は受験生の能力や適性に関する情報に、鍼灸師は患者さんの訴える身体症状に鋭敏になります。

　一方、ステレオタイプは自分がそれまでに関わった他者の知識にも影響を受けます。人は、過去に出会った人物と似た人に出会うと、過去の人物を重ね合わせてその人を見てしまうことがあります。西谷亮が富野さんのことを「ガンコで自分勝手」と思ってしまったのは、富野さんに自分の父親である西谷大然の姿を重ね合わせてしまったのかもしれませんね。

　反対に、木崎院長のことを西谷亮は、「自分と違って要領がよい」「何をしてもうまくいく」というように自分と正反対のタイプの人物と見なしているようです。相手が自分にない優れた能力を持っていると評価した場合は、劣等感が喚起されてしまいます。

　相手への印象形成には、第一印象の良し悪しや先入観が大きく関わります。一度印象が形成されると、なかなか修正できません。修正には膨大な労力が必要となるからです。そのため、形成された方向に沿った情報が優先的に採用され、

その方向に沿わない情報は無視され、ステレオタイプはますます強化されてしまいます。

それでは西谷亮は、自身のステレオタイプにどう向き合い、どう克服していったらよいのでしょうか。

視点の転換で変わる？

アメリカの心理学者エドウィン・ボーリングは、「婦人と老婆」の絵を使って視覚の研究を行いました。その絵は、婦人の耳と老婆の目、婦人の顎と老婆の鼻、婦人のネックレスと老婆の口がそれぞれ対応して「斜め後方を向いている若い婦人」「右を向いた老婆の横顔」のどちらかに見えますが、両方同時に見えることはありません。もしかしたら学校の教科書でこの絵を見たことがある人もいらっしゃるでしょう。

同じ絵でも視点を変えると別の対象に見えてしまうという人間の性質は、興味深いものです。一度形成された印象も、視点の転換でどうにか対応できるかもしれません。

西谷亮は富野さんへの苦手意識を克服できるのでしょうか。第9話へと続きます。

①ステレオタイプは、他者を見分けるときの固定観念。
②ステレオタイプに従った判断は効率的な一方、失敗の可能性を伴う。
③ステレオタイプには個人差があり、その人の関心事や能力、経験によって形成される。

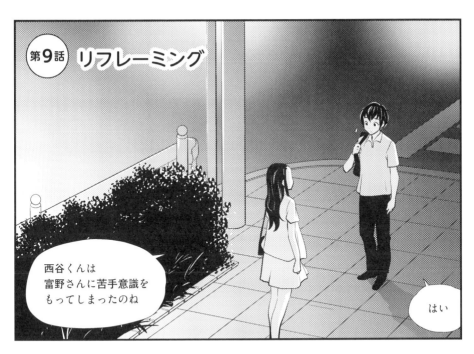

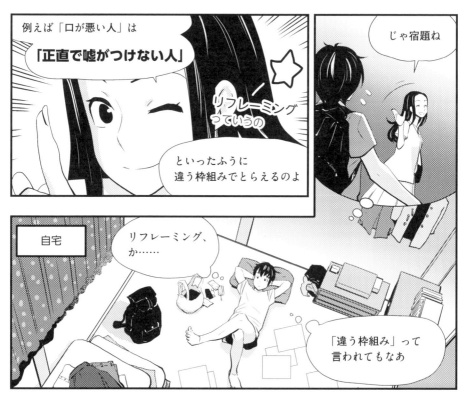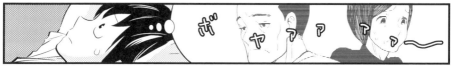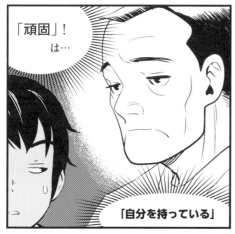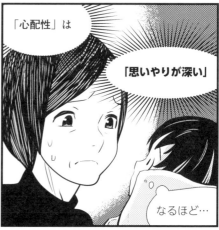

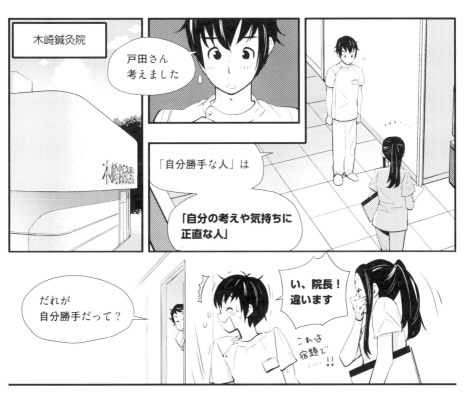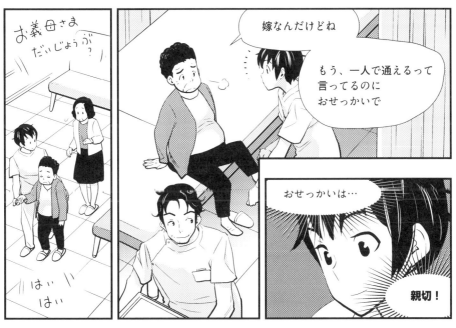

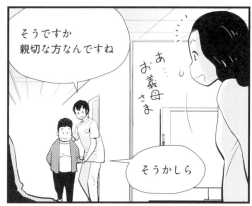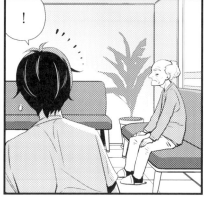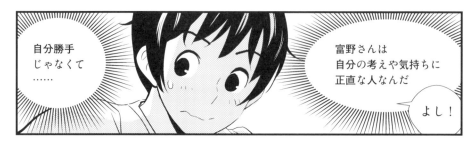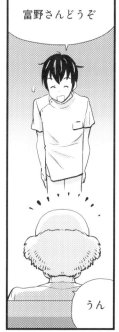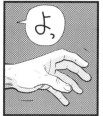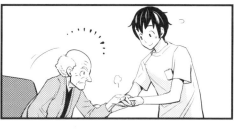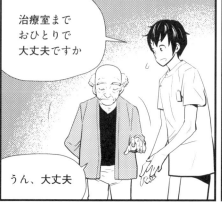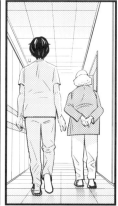

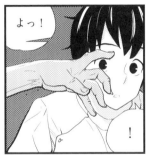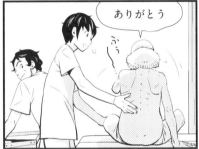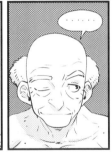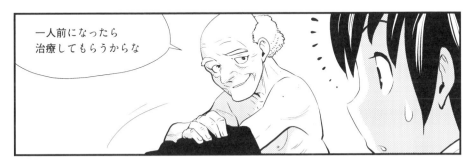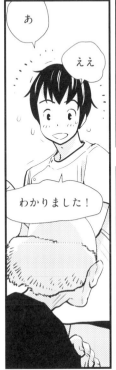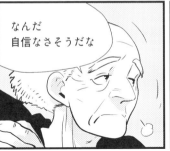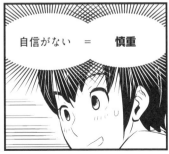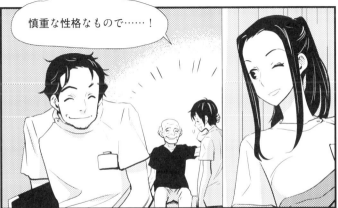

第9話 COLUMN
ものごとの見方を変えるリフレーミング

　主人公の西谷亮は、富野さんとの関係づくりに悩むなか、先輩の戸田彩子から課せられたリフレーミングの宿題に取り組みました。そしてその成果を発揮して、富野さんと良好な関係づくりができたようですね。他の患者さんとの交流も促進された様子です。

　前回は、私たちが人を見分けるときに自分の判断基準に当てはめて、偏って評価してしまいがちな点についてお話ししました。ステレオタイプがコミュニケーションにとってマイナスに働くとすれば、ぜひとも改善したいものです。そこで今回は、リフレーミングに注目してみたいと思います。

リフレーミングとは何か

　第8話で西谷亮は、富野さんに苦手意識を持ってしまい、良好な関係づくりをしていく自信を失いかけました。私たちは、対人関係がうまくいかないときに、その原因を自分や相手の性格のせいにしてしまいがちです。ところが性格は、なかなか変えられないので解決は困難です。

　そこで、自分の考え方の枠組みを変える努力が有効となります。事柄の意味づけを変えるためにその人のものの見方、考え方の枠組みを変えることを「リフレーミング」と呼びます。リフレーミングは、家族療法や神経言語プログラミング（Neuro Linguistic Programming：NLP）という心理療法の主要な介入方法として知られています。

リフレーミング導入法の一例

　では実際に、リフレーミングをどう導入すればよいかを考えてみます。臨床心理学者の福島脩美氏が提唱する「しか」と「なら」の言い換えゲームを紹介しましょう。

今、財布に1000円入っているとします。否定的な気持ちで表現すると「1000円しか持っていない」という表現になるかと思います。それを5回音読してみましょう。

　次に肯定的な気持ちで表現するとどうなるでしょう。「1000円なら持っている」という表現になりますね。では、それも5回音読してみましょう。おそらく、前者の暗い否定的な気持ちから、明るい前向きな気持ちに動いたのではないかと思われます。

　同じように「週1回しか会えない」「テストで75点しか取れなかった」についてもやってみましょう。同じ条件でも、否定的にとらえるか肯定的にとらえるかによって、気分や印象が大きく変わることに気づくのではないでしょうか。

リフレーミングの活用

　コミュニケーションのなかで用いるリフレーミングは、相手に対する否定的な理解を肯定的な理解に変える行為です。会話の相手は、肯定的な評価を受けたことで自尊感情が高まり、精神的健康度の向上が期待できます。では、相手への評価に対するリフレーミングと相手の他者に対する評価へのリフレーミングについて考えてみたいと思います。

①相手への評価に対するリフレーミング

　リフレーミングの活用について例を用いて考えてみましょう。農業を営むAさんは、いつも一人で畑作業をしています。近所のBさんは「手伝いましょうか」と声をかけましたが、Aさんは固辞しました。AさんはBさんに心を開いていないように感じます。Bさんは、そんなAさんに対して、「頑固で自分のやり方を変えようとしない人だな」と思いました。

　さて、BさんがAさんに感じた否定的表現を肯定的にリフレーミングしてみるとどうなるでしょうか。

　「Aさんは意志が強くて、自分独自のやり方を貫くべく努力しているに違いない」といった表現になるかと思います。そのようにBさんがAさんを肯定的に理解しようとする気持ちを、「お一人で大変ですね」などの労いの言葉とともに伝えることで、両者の関係は良好になるかもしれません。

②相手の他者に対する評価へのリフレーミング

　西谷亮は、息子の嫁に付き添われて来院した高齢の女性患者さんの発した「おせっかいで」という言葉に「そうですか、親切な方ですね」とリフレーミングで返しました。女性患者さんは西谷亮のリフレーミングによって家族との関係を肯定的にとらえ直すきっかけを得たように思います。このように相手の他者に対する評価に対して、リフレーミングで働きかけることも、患者さんと周囲の人との関係を良好に保ち、健康度を高めるうえで重要です。

　その他のリフレーミングも、以下に例を挙げてみますので、参考にしてください。

- すぐに調子に乗る→ノリがよい
- 気が短い→切り替えが早い
- 不満が多い→現状に妥協しない
- 決めるのが遅い→慎重だ
- 負けず嫌い→向上心がある

リフレーミングの効果

　リフレーミングは、ものごとの見方や考え方を変えて、感じた本当のことを相手に伝えます。そのため、「お世辞」や「うそ」とは違って、罪悪感を伴うことなく相手との交流が促進されます。

　さらにリフレーミングは、相手のことをよりいっそう理解しようとする気持ちが基礎になるので、対人ストレス対処法としての効果も期待できます。臨床場面のみならず、日常場面でも大いに活用してみてください。

> **Point**
> ①リフレーミングとは、ものごとの見方や考え方の枠組みを肯定的に変えること。
> ②リフレーミングは、対人コミュニケーションや日常のストレス対処などに活用することができる。

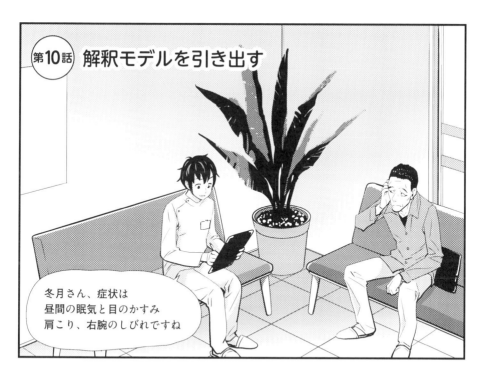
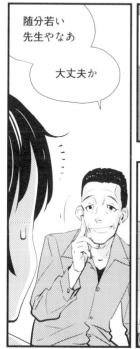
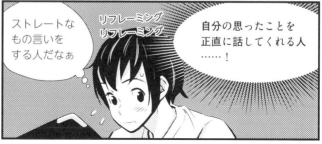
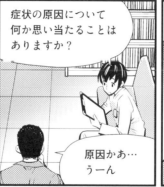
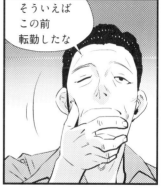

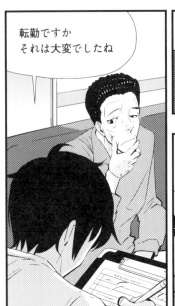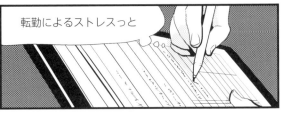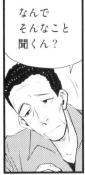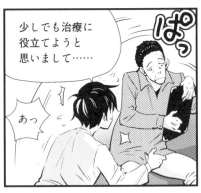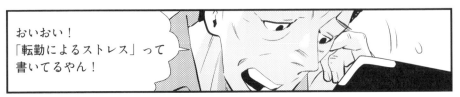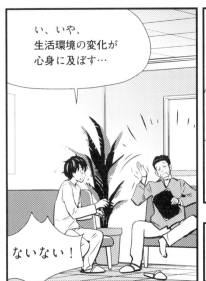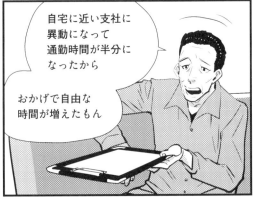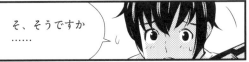

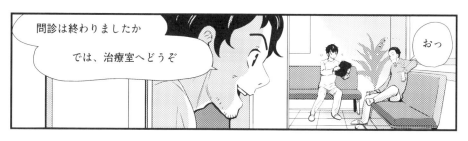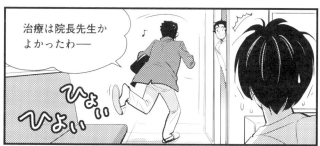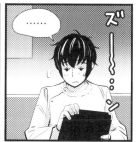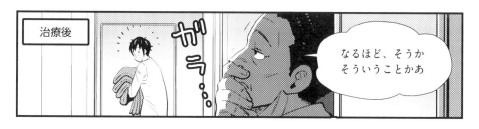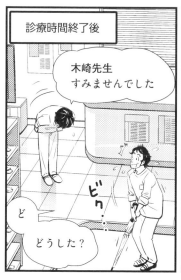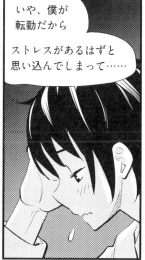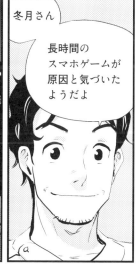

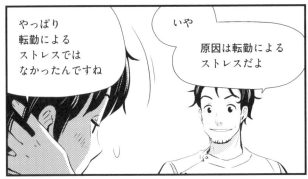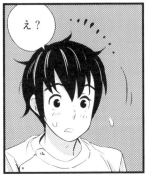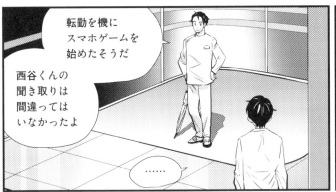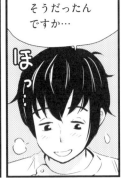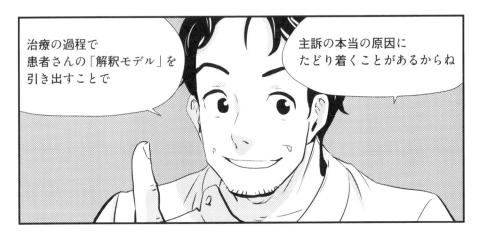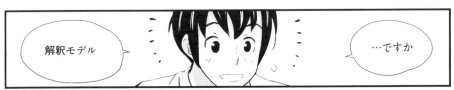

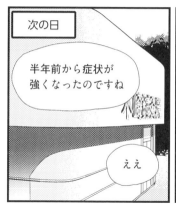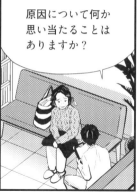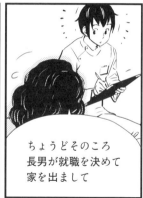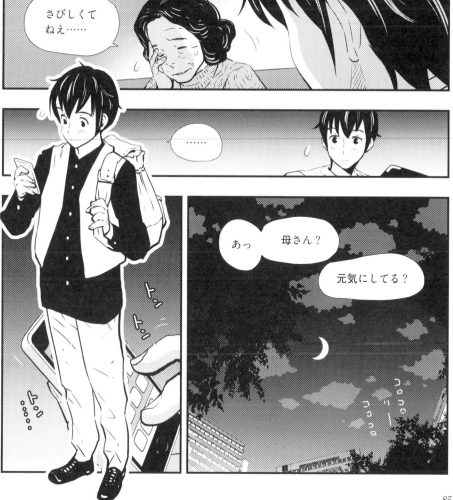

第10話 COLUMN

解釈モデルを聴くことの意義

　西谷亮は、男性患者の冬月さんに開放型質問法を使って症状の原因について尋ねたところ、冬月さんから転勤という言葉を引き出すことができました。そこから転勤によるストレスが原因だと解釈しましたが、患者さんの納得は得られませんでした。

　医療面接では、患者さん自身が考える病気の原因や予後を、患者さんの「解釈モデル」（あるいは説明モデル）と呼び、治療に役立てることができます。

　ここでは、解釈モデルを聴くことの意義について焦点を当てて解説します。

治療者－患者関係の構築に役立つ

　西谷亮は、医療面接のなかで症状の原因について思い当たることはないかと尋ねました。患者さんから解釈モデルを聴くことのいちばんの目的は、良好な「治療者－患者関係」の構築にあります。

　患者さんの解釈モデルが、良好な「治療者－患者関係」を構築するために必要な情報となる理由の一つは、患者さんの解釈モデルには不安や悲哀、落胆、怒り、抑うつなどといったネガティブな感情が伴っていることが多いからです。

　治療者は、患者さんの解釈モデルを聴いて、その感情部分に共感し、患者さんに伝えることで、「治療者－患者関係」をより良好な状態へと進展させることができるでしょう。

　男性患者の冬月さんへの聴取では、西谷亮の「転勤」＝「大変」というステレオタイプが災いして共感的交流ができませんでしたね。それでも、治療後、冬月さんは納得した様子で戻ってきました。患者さんの解釈モデルの聴取に当たって十分な共感がなされることによって、患者さんは、症状の原因や予後に関する治療者の説明を受け入れやすくなります。

患者情報の収集を補う

　人はストレッサーに晒されると、無意識に何らかの対処行動をとっている場合があります。冬月さんの場合、通勤時間が短縮したことから、転勤と症状は無関係のように見えます。しかしながら、新たな職場環境に適応しなければならないことや自由な時間が増えたという変化そのものが、本人の気づかない負担となってスマホゲームに熱中し、訴えた症状に至ったのかもしれません。

　急性の症状と比べて、慢性の症状の原因はなかなか特定することができません。患者さんは、体調の不具合が長く続くと、過去の経験を手掛かりに自分なりの考えで関連づけて、その原因や経過について理解し、私たち治療者に語ることがあります。特に、病院などで治療を受けても改善がみられないような場合にその傾向は強くなります。

　私たち治療者は、患者さんの症状の原因や経過に関する物語から、必要な情報を引き出すことができます。慢性の症状には生活環境や対人関係、本人のものの見方・考え方など心理社会的要因が少なからず関与しているからです。そのため、先入観にとらわれずに解釈モデルを聴くことは、患者さんの症状に関する情報を収集するうえで有効だと言えるでしょう。

患者教育に活用する

　慢性の症状の治療には、院内の施術に加えて生活指導などの患者教育が有効とされています。人は、意思決定をするときに、その対象が自分にとって重要であればあるほど、理性よりも嗜好や感情の影響を大きく受けてしまいます。したがって、生活習慣の見直しなどを患者さんに提案する際には、患者さんの解釈モデルに沿った方向で行うことが有効となります。

　患者さんの解釈モデルを患者教育に活用するための第一歩は共感することです。西谷亮は、後半に登場した女性患者さんから、長男が家を出てしまって「さびしい」という気持ちを引き出して共感できたようですね。患者さんの解釈モデルに共感することで、患者さんの苦悩の一部は治療者と共有されます。患者さんはその分、苦悩という荷物が軽くなり、治療者からの生活習慣の見直しなどの提案にも、受容的な態度で応じるようになるかもしれません。

さらに上手に活用できれば、治療後の冬月さんのように、症状の原因に対する気づきを提供することができるでしょう。

共感が難しいときは？

　ところで、患者さんの解釈モデルを聴いて、その感情部分に共感できない場合はどうしたらよいでしょうか。患者さんの語りのなかにどうしてそう思ったのか、よくわからない点がある場合は、例えば「もう少し詳しく聞かせていただけませんか」といった言葉で語りを促してみましょう。もしも語りが理解できない状況になった場合は、リフレーミングなどの技法を使って要約や確認をしてみましょう。

　また、鍼灸院を訪れる患者さんのなかには、「今までいろいろな治療を受けてきたのですが、よくならなかったんです」と訴える患者さんもいるかもしれません。そのような後ろ向きの語りに対しては、「それで当院にいらしてくださったのですね」などのように前向き思考につながるようにリフレーミングを行い、治療の動機づけを高めることも患者教育の一つです。このような技法を実際の臨床でも役立ててみてください。

> **Point**
> ①「解釈モデル」とは、患者自身が考える病気の原因や予後のこと。
> ②患者から引き出した解釈モデルに治療者が共感することで、良好な「治療者－患者関係」の構築につなげることができる。
> ③解釈モデルに共感できない場合は、リフレーミングなどの技法を使って、患者の思考を前向きにしたり、治療に対する動機づけを高めたりすることも選択肢の一つ。

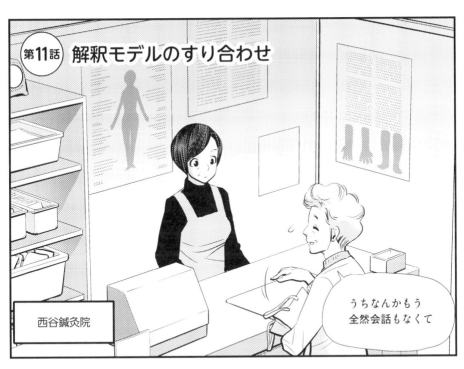
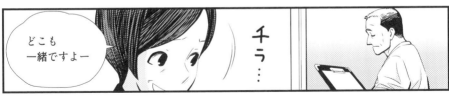
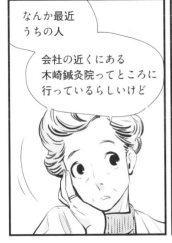
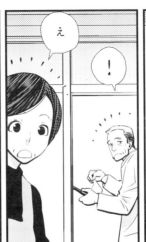
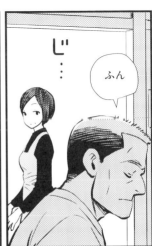

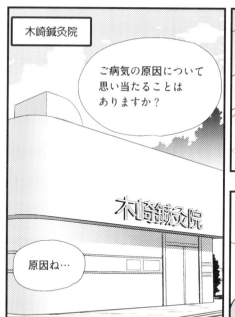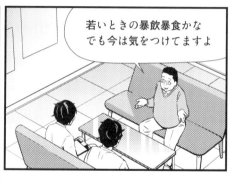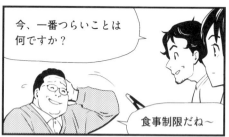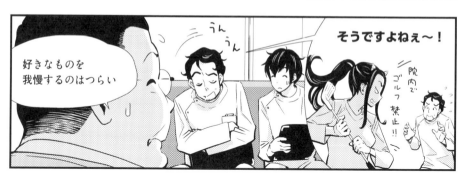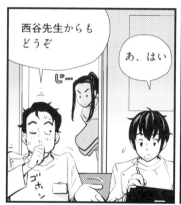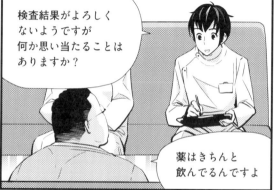

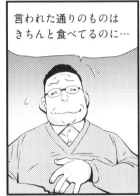
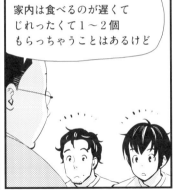
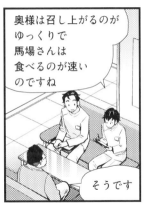
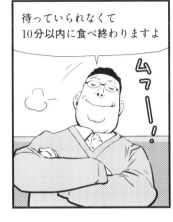
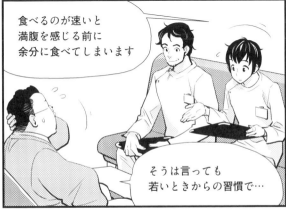
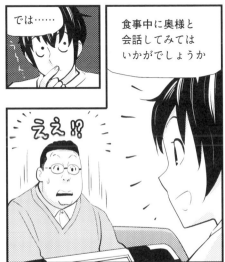
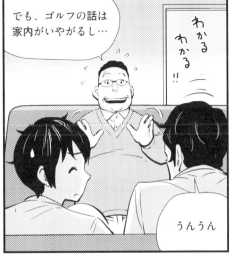

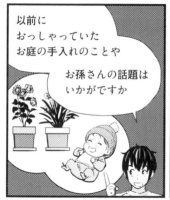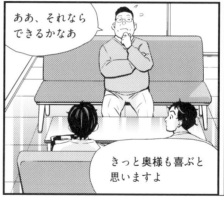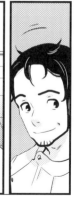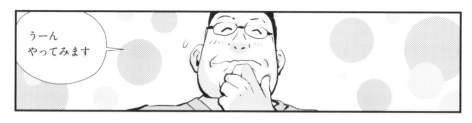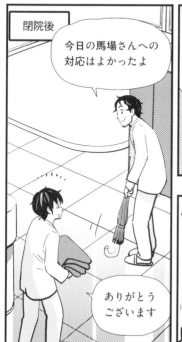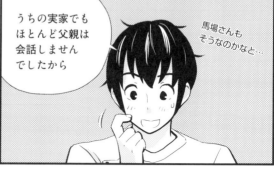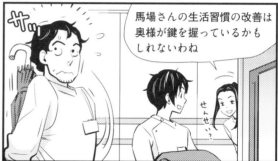

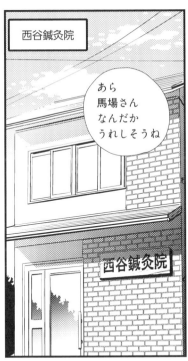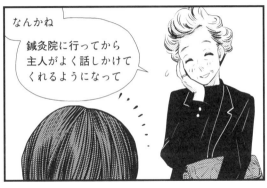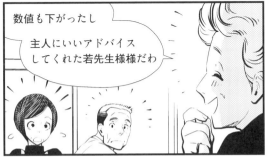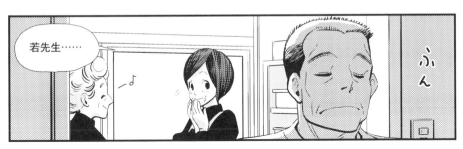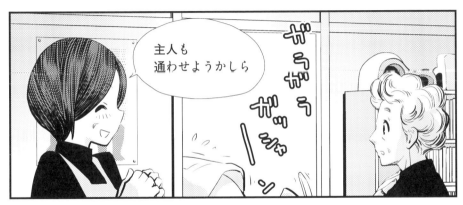

第11話　COLUMN
解釈モデルをすり合わせる

　西谷亮は、馬場さんに対する医療面接のなかで、食生活の改善について上手に提案することができました。その結果、馬場さんの妻と西谷亮の母親・和代との会話から、馬場さんの検査の数値は改善され、家族との会話も増えた様子がうかがえました。

　開放型質問法を使って、患者さんの解釈モデルを引き出すことができたら、次は、それを治療に役立てる番です。その一つの方向として、患者さんと治療者の解釈モデルをすり合わせることは重要です。

　解釈モデルのすり合わせとは、患者と治療者の解釈モデルを交流させ、お互いの解釈モデルを変容させていくことです。ここでは、解釈モデルをすり合わせるための方法と、それによってもたらされる効果について焦点を当てて解説したいと思います。

解釈モデルの相違に気づく

　今回、医療面接の冒頭で西谷亮は、検査結果がよくない理由について思い当たることはないか馬場さんに尋ねました。食べることが好きな馬場さんは、薬をきちんと飲んで、言われた通り食事制限していれば大丈夫と思っているようでしたね。これに対して、木崎院長と西谷亮は、対話のなかから馬場さんの食行動、食べる速さに問題があると感じているようでした。

　人は自分の大切にしていることが問題の原因であるとは認めたがらないものです。喫煙や飲酒などで健康に問題を持つ人は、その原因をほかに求めようとしがちです。西谷亮は自身の解釈モデルを馬場さんに「食べるのが速いと満腹を感じる前に余分に食べてしまいます」と伝えました。

　それに対して「そうはいっても、若いときからの習慣で」と応じたことから、馬場さんは食行動に関する独自の解釈モデルを持っていそうです。

提案と抵抗

　続いて西谷亮は、「食事中に奥様と会話してみてはいかがでしょうか」と提案していますね。まだ若いのに、とても大人な提案です。それに対して馬場さんは、「ゴルフの話は家内がいやがるし」と抵抗しました。
　このようなやりとりは、患者さんと治療者の解釈モデルの違いをすり合わせる行為の一つになります。もし、患者さんが自分の本心を隠して自身の解釈モデルを守ろうとしているときは、抵抗することなく提案を受け入れるような態度をとるかもしれません。その場合、治療者は患者さんが提案に素直に応じたのではなく、解釈モデルのすり合わせを拒んでいるのかもしれない、と考えてもよいでしょう。

解釈モデルと感情

　解釈モデルは、自分にとって関心の高い重要な事柄であればあるほど、感情との結びつきが強固です。解釈モデルに従ってものごとを考えることで安心や安定がもたらされるため、そこからの脱却を図るのは容易ではありません。望ましい健康行動を促すために、理屈や道理で説得しようとすると失敗することが多いのはなぜでしょうか。
　人は意思決定するときに自由に決められるという考えを阻害・制限されると不快や脅威を感じて反発するものです。そのような反発・抵抗状態はリアクタンスと呼ばれ、説得による行動生起の阻害要因とされています。したがって、解釈モデルをすり合わせるには、相手の感情に寄り添い、リアクタンスを低減させることが重要となります。

解釈モデルは変容する

　人は、新たな経験をして、それが自分にとって重要だと評価すると、その経験を次に役立てようとします。すなわち、失敗から学ぶことができます。
　馬場さんと院長の場合、家族との食事中にゴルフの話題で失敗した経験があるのかもしれませんね。西谷亮は、馬場さんの不安に配慮して、家族との食事の

際の会話として「お庭の手入れ」や「お孫さんの話題」を提案しました。他者からの提案内容が、自分にとって関心の高いものであり、かつ実行可能であり、メリットがあると判断されると、その提案は同意され、実行されることになります。その時点で、馬場さんの解釈モデルは変容したと考えることができます。

一方、「提案→抵抗→再提案」を繰り返すことによって、治療者側の解釈モデルにも変化が生じます。第10話（p81）のラストでは、西谷亮は女性患者さんの解釈モデルを共感的に聴くことができていました。その後、母親の和代に電話した様子です。家族との会話の促進は、西谷亮にとっても解決を要する課題になっています。馬場さんへの共感的な働きかけができたのは、西谷亮自身の解釈モデルが変容しつつあることの証しかもしれません。

解釈モデルをすり合わせることの効果

今回は、患者さんと治療者の解釈モデルをすり合わせることによって、患者さんの解釈モデルが変容し、望ましい健康行動の生起が期待されることについてお話ししました。また、それによって治療者側の解釈モデルにも変化が生じることを指摘しました。

馬場さんから「若先生」と評価された西谷亮。解釈モデルをすり合わせることは、治療者の成長にもつながるはずです。

Point

① 「解釈モデルのすり合わせ」とは、患者と治療者の解釈モデルを交流させ、お互いの解釈モデルを変容させていくこと。
② 解釈モデルをすり合わせることが、望ましい治療方針、過程、結果などへとつながる。
③ 解釈モデルのすり合わせは、治療者自身の成長にも結びつく。

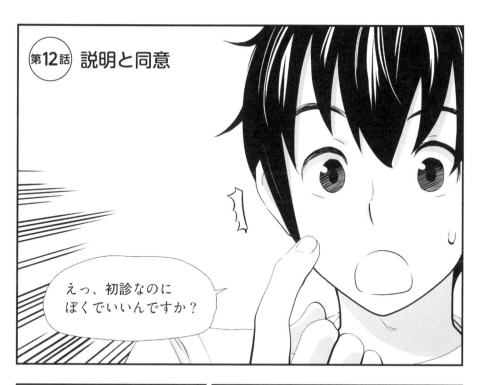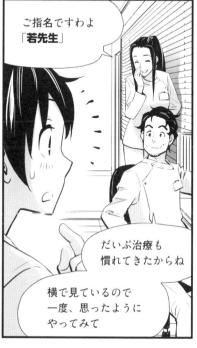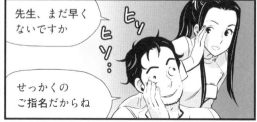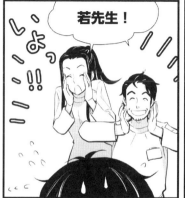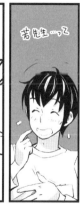

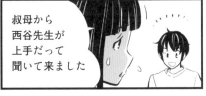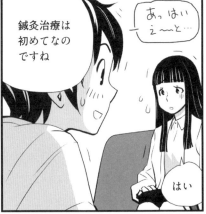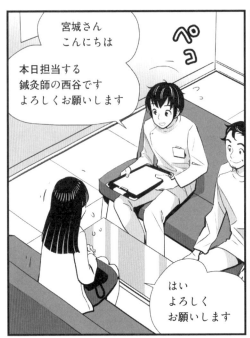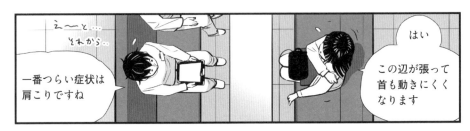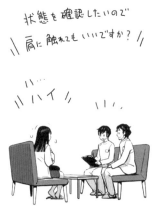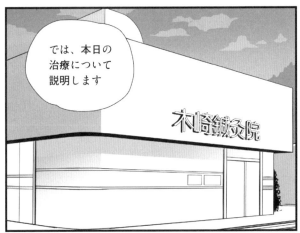

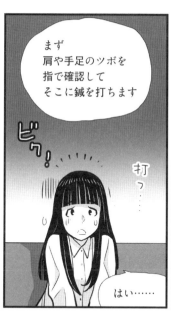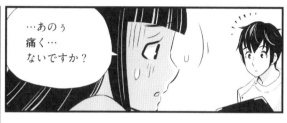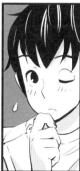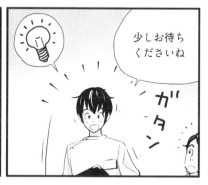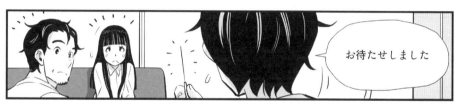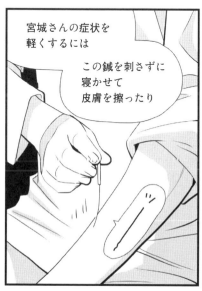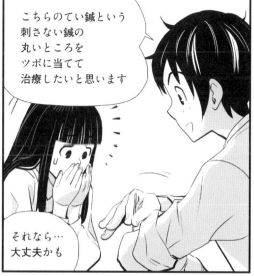

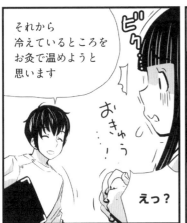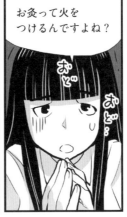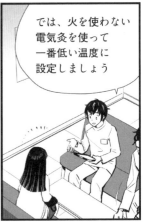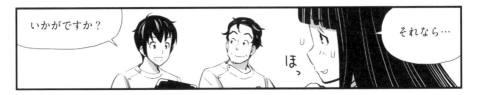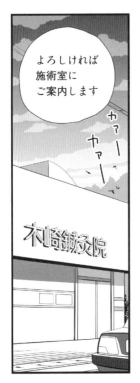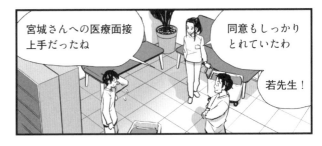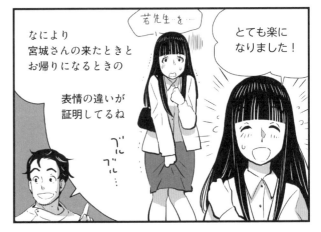

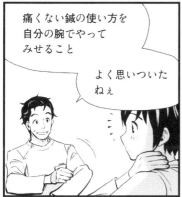
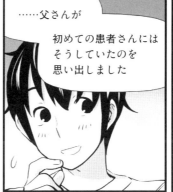
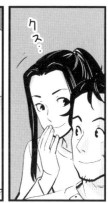

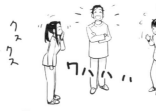

西谷鍼灸院

いやー
初めての鍼で
不安でしたが

大然先生の治療
ぜんぜん痛くない
ですね！

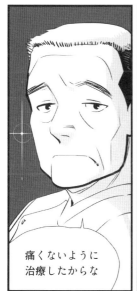

痛くないように
治療したからな

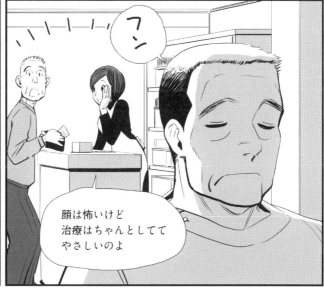

顔は怖いけど
治療はちゃんとしてて
やさしいのよ

第12話 COLUMN

説明と同意のポイント

　西谷亮は、女性患者の宮城さんの鍼灸受療に対する不安の訴えを、施術方法の具体的な説明で解決しました。また、身体に触れることに関して、宮城さんにしっかりと同意を得ていましたね。医療面接における説明は、「病気や治療に関する知識や技術についての情報を伝達すること」です。

　適切な説明は、患者さんの理解や協力を促し、治療や予後への不安を軽減させることができます。さらに、しっかりと同意を得ることは、患者さんとの関係を良好なものへと発展させることにつながります。ここでは、説明と同意の意義と効果、および説明と同意のポイントについて解説します。

説明と同意の意義と効果

①治療方針に関する説明

　医療面接の初期段階では、受療目的の聴取に続いて治療方針に関する説明を行い、同意を得ることが一般的です。

　初めに、治療に必要な個人情報を聴取する旨を説明します。このとき、言いたくないことは言わなくてもよいこと、聴取した内容は他言せず、治療以外の目的で使用しないことを伝えて同意を得ることは、患者さんの権利を尊重して、これから行われる医療面接が患者さんとの協力関係で進んでいくことを示すうえで重要です。初診の患者さんは治療者を前にして、少なからず緊張状態にあります。患者さんを気遣う治療者の言葉や態度は、患者さんの緊張をほぐす効果が期待できます。

②施術に関する説明

　鍼治療の成果が治療者のコミュニケーション様式によって変化するというランダム化比較試験について紹介します。

　マリア・スアレス・アルマゾというアメリカの医師が変形性膝関節症の患者さ

んを1.鍼治療群、2.偽鍼治療群、3.非治療群の3グループに無作為に分けて、介入研究を行いました。彼女は鍼治療にあたって、(1) 治療効果に高い期待を抱かせる説明と、(2) 中程度の期待を抱かせる説明の二つの条件を設定しました。

(1) 高期待度群への教示は「私は膝の痛みの治療でこれまでに多くの成果を上げています。これはあなたに効くと思う」、そして「大部分の私の患者は快方に向かっています」というものでした。

一方、(2) 中程度期待度群への教示は、「それは、あなたに効くかもしれないし、効かないかもしれません。治療効果は、まさに患者に依存するものです」、そして「そうした不確かさがあるため、私たちは研究をしているのです」というものでした。

結果、鍼群と偽鍼群は非治療群よりも痛みが低減し、治療満足度は上昇、鍼群と偽鍼群で差はみられませんでした。しかし、鍼、偽鍼両群において、中程度期待度条件よりも高期待度条件で痛みの低減がみられ、満足度も上昇しました。

この研究から、患者さんの治療への期待が治療成果に反映することが明らかになりました。患者さんに過剰な期待を抱かせるのは論外ですが、施術に関する上手な説明は、患者さんの受療意欲を高めるうえでも重要と考えられます。

説明と同意のポイント

①説明はいくつかに分け同意はその都度得る

説明は情報の伝達と考えることができます。丁寧に説明をしようとすると、どうしても情報量が多くなってしまいます。情報の受け手（患者さん）は、一度にたくさんの情報を受け取ると、その処理に多大な労力がかかり、特に限られた時間のなかで判断しようとするときは、ストレスフルな状況に陥ります。そのため、情報量が多いときの判断・決定は、どうしても自分に都合のよい解釈に偏ってしまいがちです。

そこで、医療面接時の説明は、診察、病証、治療計画、予想される危険性、鍼灸の適応限界、予後など、いくつかに分けて、その都度に同意や確認を得ながら進めることが重要となります。

②なるべく日常の用語に置き換える

　また、説明の際の言葉選びも重要です。施術に関する説明に鍼灸専門用語を使用することは、鍼灸に関心の高い患者さんには有効かもしれません。一般的には、日常の用語に置き換えて説明したほうが同意や理解は得られやすくなると言えるでしょう。

③説明文書や同意書を用意する

　特に専門的な内容の説明が必要な場合は、口頭によるものだけでなく、病院などで実施している方法に準じて、内容を文章としてお渡しし、同意書に日付とサインをいただくのがポイントです。それは治療に対する患者さんの不安感を低減させるだけでなく、治療者の説明不足を補うという点で患者・治療者双方の安心につながるでしょう。

　女性患者の宮城さんは、来院時の表情とお帰りになるときの表情が違っていました。西谷亮もだいぶ腕を上げた様子です。父親であり著名な鍼灸師である西谷大然の姿を見て育った亮。今回の上手な説明と同意は、そのおかげだったようですね。

①適切な説明と同意は患者さんとの信頼関係の構築に寄与するとともに、治療成果にも反映し、患者・治療者双方に安心をもたらす。
②一度にたくさんの情報量を盛り込まず、いくつかに分け、その都度同意や確認を得ながら説明する。
③説明はなるべく日常用語に置き換え、必要に応じて説明文書や同意書を用意する。

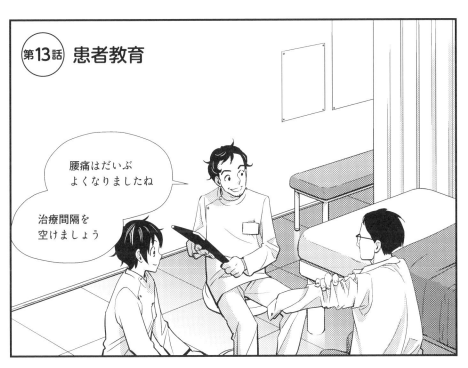
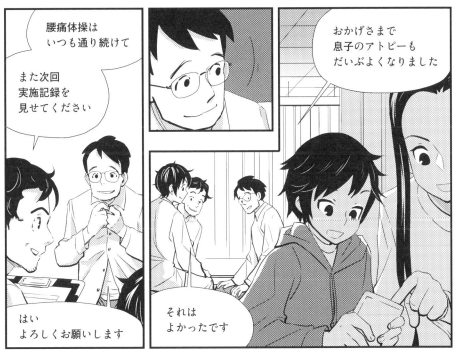

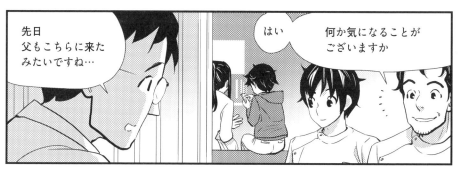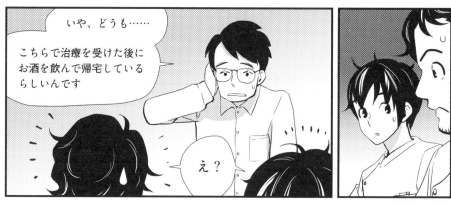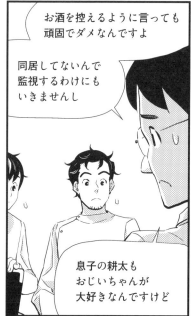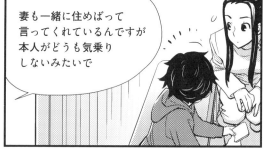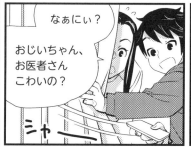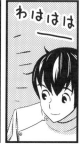

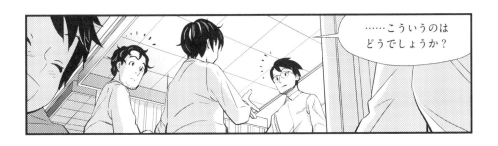
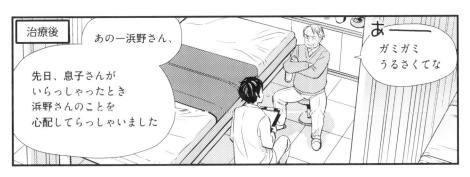
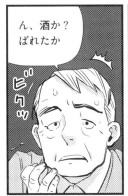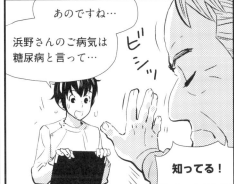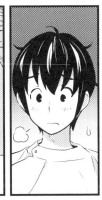
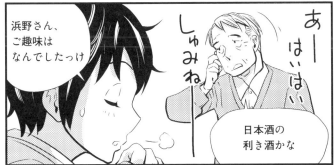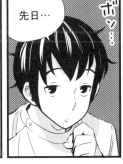

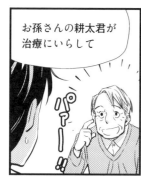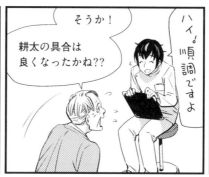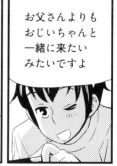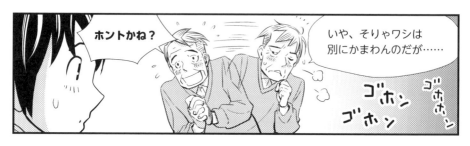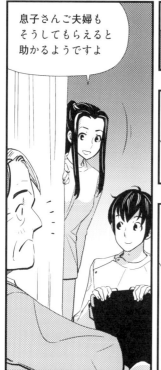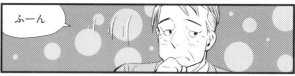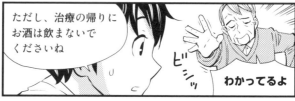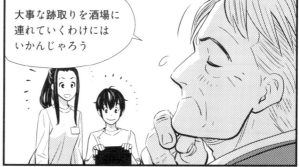

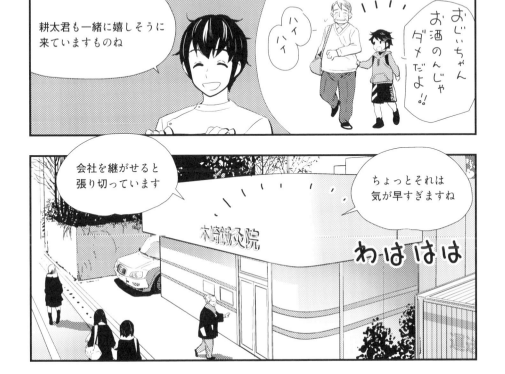

第13話 COLUMN
患者教育と動機づけ

　糖尿病なのに通院後にお酒を飲んでしまう浜野さんの父親。木崎鍼灸院と浜野さん夫婦との連携で飲酒も減った様子です。患者さんの健康度を高め、症状の悪化や再発を防ぐには、来院時の鍼灸治療のみでなく、日常生活における不健康な行動についても改善する必要があります。

　しかしながら、いったん身についた行動パターンはなかなか修正されません。理屈でわかったとしても、本人の気持ちが向かなければ、望ましい行動は生まれません。

　そこで患者教育と動機づけが重要となります。患者教育とは「患者の健康維持・向上を目的として、患者が持っている健康に対する意識や意欲を伸ばすようにはたらきかけること」です。また、動機づけとは、活動を生起させ一定の方向へと導く心的過程を意味します。今回は、鍼灸治療における患者教育と動機づけについて解説します。

運動実施記録票の活用

　マンガ本編で木崎院長は、腰痛治療に来院している浜野さん（会社の社長のようです）に腰痛体操の実施記録を見せてください、と言いました。リハビリや健康づくりの運動介入では、運動不足を解消する必要のある患者さんに対して、ご本人の好みに合った運動の種類や実施頻度を話し合って決定します。そしてそれを日常生活のなかで無理なく実践してもらうために、表1のような運動実施記録票を患者さんにお渡しして、記録をつけてもらう方法を用いることがあります。

　運動実施記録票のポイントは、実施した運動の強度を主観的にチェックして記録するところです。実際に行っていただくと、「ややつらい」以上の運動強度で実施する方が多くを占めます。それは、「楽」以下の運動に比べて達成感が得られ、また、不安や抑うつ感が低減し気分がよくなる報告があることからも理解できます。そして記録票は来院時に持参してもらい、鍼灸師が毎回確認し、労いま

表1　運動実施記録票

お名前

月/日(曜日)	体重	運動の種類	実施時間	運動の強さ（当てはまるものに○）						
				非常に楽	かなり楽	楽	やや つらい	つらい	かなり つらい	非常に つらい
／ （　　）	 kg	ウォーキング	（　　）分							
		腰痛体操	（　　）分							
		スイミング	（　　）分							
／ （　　）	 kg	ウォーキング	（　　）分							
		腰痛体操	（　　）分							
		スイミング	（　　）分							
／ （　　）	 kg	ウォーキング	（　　）分							
		腰痛体操	（　　）分							
		スイミング	（　　）分							

す。そうすることによって、患者さんは自分の努力が目で確認でき、そしてその努力が承認されていると感じ、運動の習慣づけが促進されるのです。

患者教育のポイント

　患者教育では、まず患者さんに対して知識の確認と情報提供が行われます。もし、患者さんの知識が誤ったもの、偏っているものであれば、望ましい判断が可能になるような情報の提供を行います。

　浜野社長の父親は西谷亮が糖尿病の説明をしようとすると、「知ってる」と拒否しました。ここでさらに知識の確認や情報提供をすると、第11話のコラム（p94）における「解釈モデルと感情」の項で述べたように、反発・抵抗が生じてしまい説得が困難になる可能性が高くなります。そこで西谷亮は機転を利かせて趣味を尋ねます。「利き酒かな」とはぐらかす浜野社長の父親も、お孫さんの話題を切り出されると大きく関心を示しました。そして、お孫さんと通院して帰りの飲酒を控えるということに同意しました。

　患者さんは、理屈ではわかっていても自分の意に沿わないものはやりたがりません。しかしながら、自分にとって価値のあるものと抱き合わせになると、若干の葛藤は生じますが、メリットが大きいと判断すれば実行に移すことが容易で

す。この場合、デメリットに関しても考慮したうえでの判断なので、メリットのみ提示されて開始する行動よりもはるかに長続きします。

動機づけのポイント

　患者さんが苦労して始めることができた望ましい行動も、長続きせず、習慣に至らない場合が多々あります。そこで問題となるのが患者教育における動機づけです。運動実施記録票を活用して身についてきた運動も、痛みや不調が軽減してくると効果が確認しにくくなります。すると少しずつサボるようになり、実施しない状況に戻ってしまいがちです。

　そこで、動機づけのための患者教育が必要になります。痛みや不調が軽減してきたときに、すかさず次の目標設定を行うことが有効になります。症状の軽減が最終目的ではなく、それによって何ができるようになるのかを聴取しましょう。ショッピング、旅行、お孫さんとの交流など、患者さんの好みと状況に合わせた目標をこまめに設定し、それを応援することが動機づけとして有効です。

①運動実施記録票を活用することで、健康行動は促進される。
②患者教育は知識の確認と関心事の聴き取りがポイントになる。
③こまめな目標設定とその応援は望ましい行動の持続に有効。

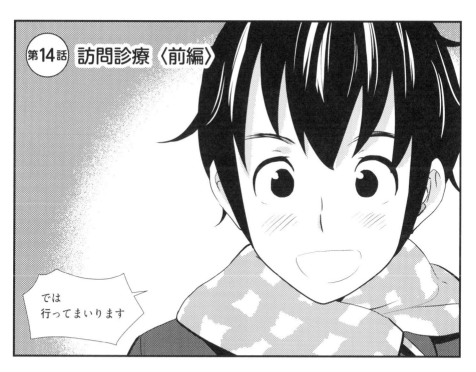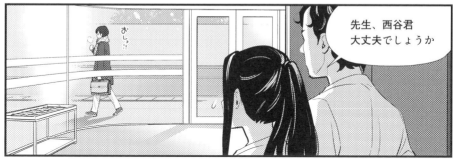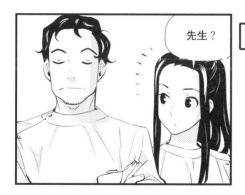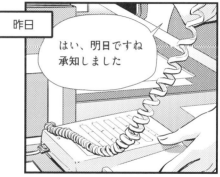

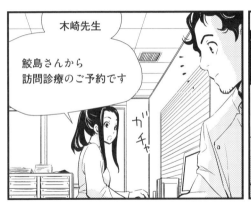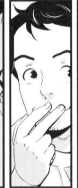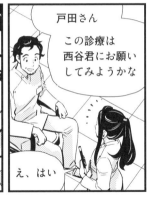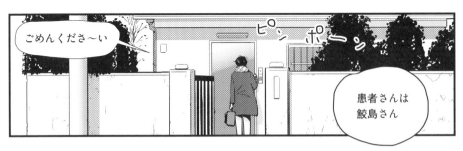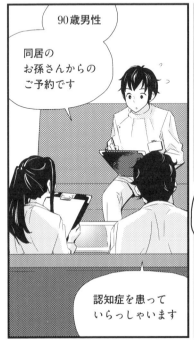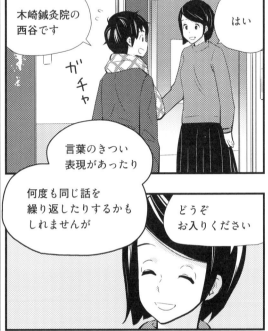

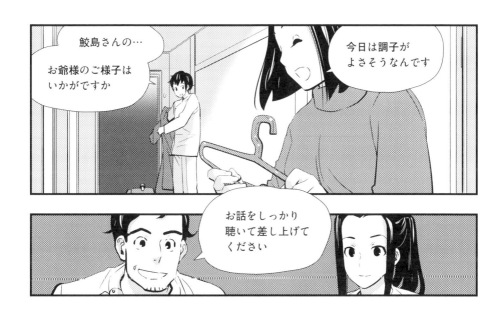

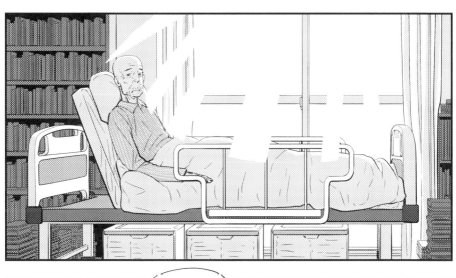

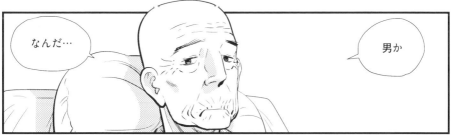

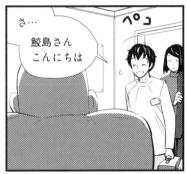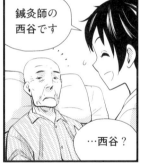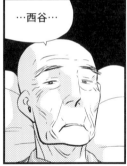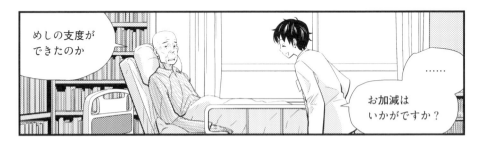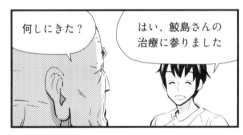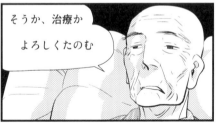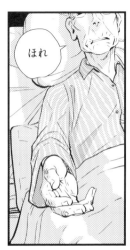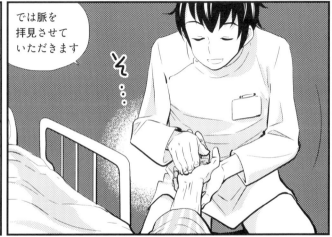

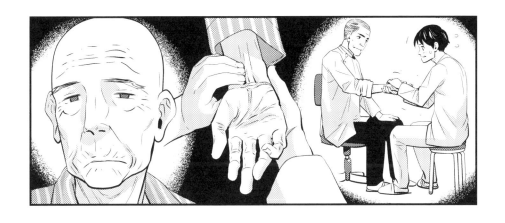
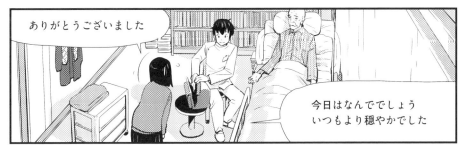
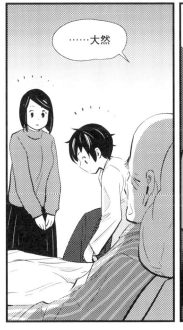
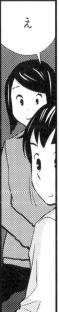
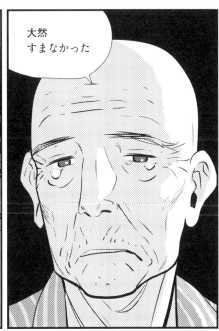

第14話 COLUMN
認知症の訪問診療

　認知症の鮫島さん宅を訪れた西谷亮。無事に治療を終えることができたと思った矢先、鮫島さんは驚きの反応を示しました。認知症の患者さんは、少なからず不安を抱えており、また、状況や環境の変化によって混乱するなど精神的に不安定な状態に陥りやすいという特徴があります。症状の進行によって物忘れや、できないことも増えてくるので、自尊心も傷つきやすくなっています。
　ここでは、認知症の患者さんを在宅で治療する際の患者さんおよび家族とのコミュニケーションについて解説します。

情報収集と関係づくり

　患者さんのその日の様子や体調は、治療前に家族から聴取しておくことをお勧めします。認知症の患者さんの場合、食事や水分摂取、睡眠の状況などを本人から細かく聴取するのは困難なことが多いためです。また、患者さん自身の負担にもなります。
　認知症の患者さんと会話するときは、顔の見える近くの位置からゆっくりとした聴き取りやすい口調で話すことが効果的です。しかしながら、不用意に近づくと緊張や混乱の原因となってしまいます。西谷亮は、あいさつの後、笑顔で鮫島さんに近づきました。そこで拒否や抵抗の様子がなかったので「お加減はいかがですか？」と尋ねました。さらに治療の承諾を得て、ボディタッチのできるところまで距離を縮めることができました。

拒否的な態度への対処

　認知症は、少しずつ症状が進行するなかで、物忘れや、できないことが増えていきます。するとこれまでの自分と比較して自信を失い、さらにそれを周囲から指摘されることで、自尊感情が低下し、被害的、拒否的な態度が増えてしまい

ます。認知症の患者さんと接する鍼灸師は、本人のためと思って、訓練をしようとしたり、一般常識で説得しようとしたりしてみても、自尊感情を低下させるばかりで、逆効果であることを理解しておく必要があります。

　拒否的な態度がみられる場合でも、相手を否定せず、相手のペースに合わせて接するように心がけましょう。患者さんが協力してくださったときは「お礼を言う」「褒める」「労う」などの言葉がけが良好な関係を保つポイントと言えるでしょう。

　また、怒りを表したり、拒否的な態度をとったりする背景には、本人なりの何らかの理由があるということが考えられます。そのような意識を持って配慮することで被害的、拒否的な態度への対処と予防が可能となります。

説得のポイント

　認知症の患者さんに対して、どうしても説得しなければならない状況では、事実や一般常識で説得しようとするよりも、患者さんがいかに納得するかを考えた言葉がけがよいと言えます。Q&Aで例を示します。

Q1：「うちの嫁はごはんを食べさせてくれない」と何度も要求するMさん。お嫁さんが説得しようとするとMさんは「嫁は意地悪だ」と主張するばかりです。あなたはどうしますか。

A1：Mさんは食べたのを忘れてごはんを要求しているのは明らかです。そのことをいくらMさんに伝えても納得は得られません。そこで「今、準備しているからできるまで待っていてくださいね」などと先送りするのが本人の納得を得られやすく有効です。1～2度繰り返したあとで夕食時にごはんが出てくるのでうそはついていませんね。

Q2：「家に帰りたい」と主張し、何度も自宅から外に出ようとするNさん。あなたはどうしますか。

A2：「あなたの自宅はここですよ」と言っても納得は得られません。こちらも「いま夜だから昼間にしましょうね」など、家に帰る行為を外出ととらえればうそにはなりません。もしかすると、自宅に居心地の悪い状況があるのかもしれませんね。

家族への対応

　認知症の患者さんに対する訪問診療では、家族の様子も気遣うことが大切です。認知症を発症した初期は、患者さん本人も家族もどのように対処したらよいのかわからず、不安になります。症状の進行とともに対処の困難さも増し、それでも家族内で何とかしようとしてイライラが募るようになります。
　次第にどうにもならない状況に無力感を抱くようになり、介護サービスなどの利用を決断するに至ります。鍼灸師は、家族がどのような状況にあるのかを察して、家族の介護負担への労いを表すとともに、お節介は禁物ですが、時期や段階に応じた適切な情報が提供できるように準備しておきましょう。

触れること

　患者さんに触れるという行為は、鍼灸治療に欠かすことのできないものです。西谷亮は鮫島さんが差し出した手を取って、そっと右手を重ねたあとに左手で脈を診ました。認知症の患者さんに対して、言葉の交流は大切ですが、感情、情緒に働きかけるには、笑顔や声の調子、手を握るなどの非言語的コミュニケーションが有効です。
　鮫島さんは、西谷亮の手に触れることで、かつての弟子であった大然を思い出したようです。後編の展開にご期待ください。

Point

①認知症の患者さんと会話するときは、顔の見える近くの位置からゆっくりとした聴き取りやすい口調で話す。
②拒否的な態度がみられる場合でも、相手を否定しない。
③笑顔や声の調子、手を握るなどといった非言語的コミュニケーションが有効。

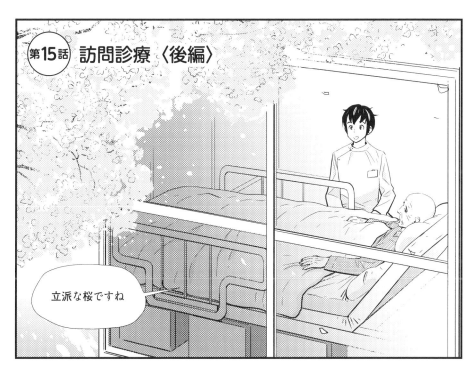
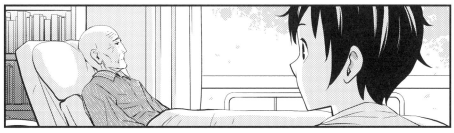
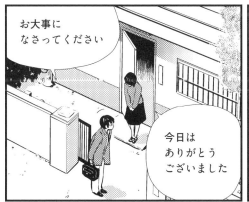
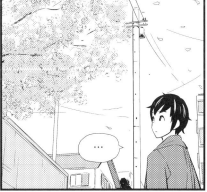

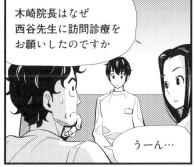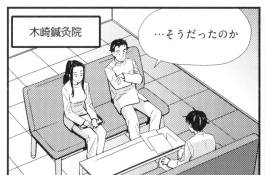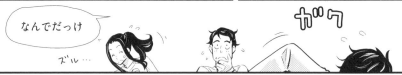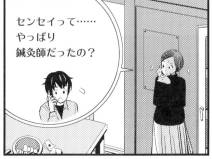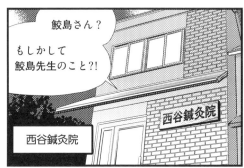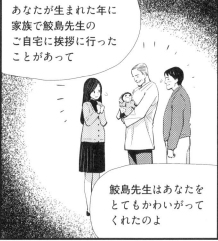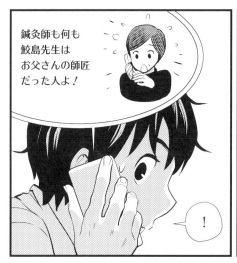

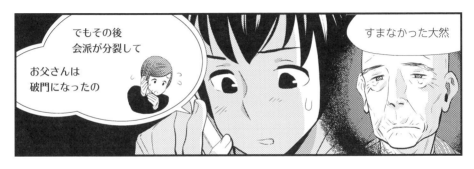
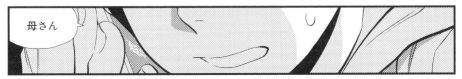
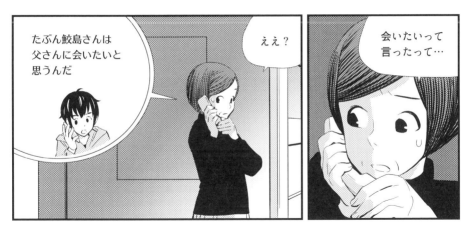
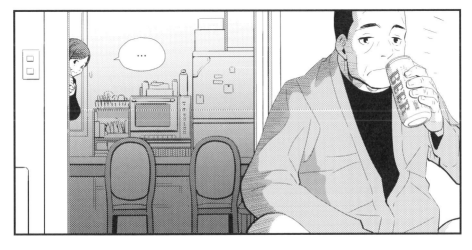

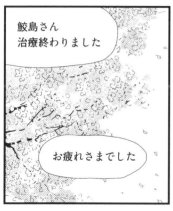
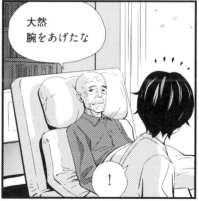
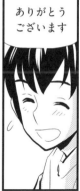
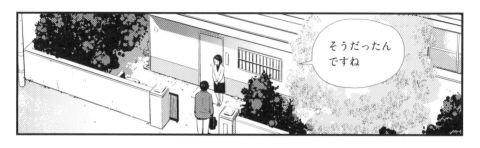
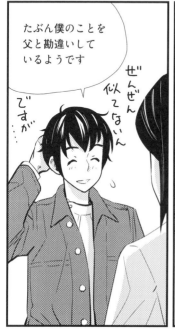
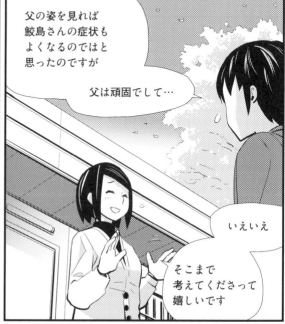

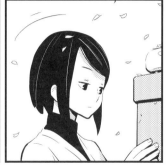
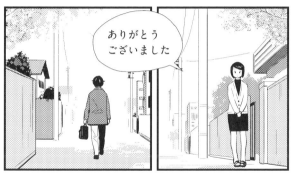
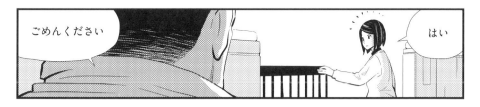
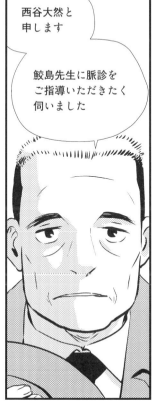
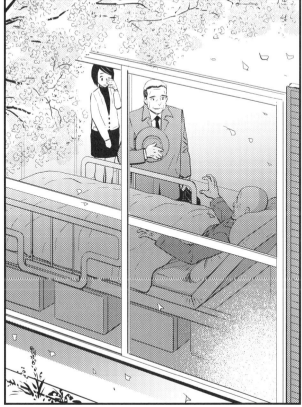

第10話 COLUMN
高齢者のこころ

　西谷亮は、訪問診療で鮫島さん宅を訪れました。そこで、鮫島さんから大然と呼びかけられる出来事が起こります。母親に聞いてみると、鮫島さんが父大然のかつての師匠であること、以前家族で鮫島さん宅を訪ねた過去があることを知りました。

　人は、年をとると身体的変化（老眼や白髪、疲労回復が遅いなど）や精神的変化（記憶力の低下、若い人と話が合わない、昔を懐かしむなど）を自覚するようになります。また、同世代の友人や配偶者との死別などによって、新たな人間関係をつくろうとしてもうまくいかなくなるなど、社会的な活動機会も減少します。今回は、「高齢者のこころ」に焦点を当てて解説します。

人生における危機

　心理学者のエリクソンは、人生を年齢ごとに八つの局面に分け、それぞれの文化的、社会的要因を重視して、達成されるべき「課題」と達成できなかったときに陥る「危機」という二つの視点からなる、心理社会的発達理論を提唱しました。その八つの段階は下記のとおりです。
①乳児期：「基本的信頼感」対「不信感」
②幼児前期：「自律性」対「恥・羞恥心」
③幼児後期：「積極性」対「罪悪感」
④児童期・学齢期：「勤勉性」対「劣等感」
⑤青年期：「同一性」対「同一性拡散」
⑥成人期：「親密性」対「孤立」
⑦壮年期：「世代性」対「停滞性」
⑧老年期：「自我の統合」対「絶望」

　エリクソンは、高齢者（老年期）が達成されるべき課題を「自我の統合」と呼びました。「自我の統合」とは、自分の人生を自分のものとして受け入れる力であ

るとされおり、これに失敗すると、自分の人生を自分のものとして受け入れることができなくなり、もう一度やり直す時間もなく、焦り、絶望感にさいなまれるというのです。

　鮫島さんは、日々薄れゆく記憶のなかで、やり残した課題を涙で訴えました。そして亮は、鮫島さんが、西谷大然の姿を見れば少しでも元気になるのではと考え、母親に相談しました。それは鮫島さんと亮との関係のなかで感じたことなのかもしれません。

　一方、介護をしている家族としては、本人にいきいきと暮らしてもらいたいと思う半面、波風を立てず平穏に過ごしてもらいたいと思う気持ちも少なからず持ち合わせていることでしょう。その点への理解と配慮は不可欠と言えます。高齢者への訪問診療は、本人はもちろんのこと、その家族の心理面にも寄り添った行動が求められます。

　心理学者の鑪幹八郎氏は、高齢者が自分の人生を受け入れるための一つのヒントとして、「自分が残していくものを引き継ぐ次の世代を信頼すること」の重要性を指摘しています。自分が死んだあとも、自分のしてきたことの成果が次の世代に引き継がれていくという思いは、人生に意味を与え、自己評価を高め、「自我の統合」につながるというのです。鮫島さんの鍼灸師としての生き方は、父大然への否定的な亮の気持ちに何らかの影響を与えているのは確かです。

高齢者のうつと老年的超越

　寝たきりではないが外出しない状態を「閉じこもり」と言います。一般的に高齢者のうつと閉じこもりには、相関関係が認められていますが、85歳を超えた超高齢者は、身体機能が低下して閉じこもりとなっても、うつにならない人が増加します。その理由として、「老年的超越」という心理的要因が注目されています。

　老年的超越とは、社会学者のラルス・トルンスタムが1989年に提唱した理論で、超高齢者になると、価値観がそれまでの合理的、分析的な態度から、東洋の禅者が修行を通じて獲得するような「宇宙的、超越的なもの」に変わっていくというものです。

　社会学者の冨澤公子氏は、日本版老年的超越尺度として、「自我超越因子」（自分のすべてを受け入れられる、生かされていると感じる、など）、「宇宙的超越因

子」(過去のことが最近のように感じる、離れた兄弟・子どもを近くに感じる、など)、「執着超越因子」(モノやお金に興味がなくなった、表面的な付き合いに関心がなくなった)を提唱しています。老年的超越を獲得するための介入としては、過去の回想や瞑想など、主に高齢者の幸福感を高めるアプローチが考えられるようです。

ユングの布置

　私たちは、よいこと、悪いことが起きると、過去の出来事にその原因を見つけようとします。そのような態度は、ケガや病気に対するリスクを低減させるためには有効ですが、人との出会いや交流に関しては、単純な因果で説明することは不可能です。

　失敗して途方に暮れているときに出会った人が生涯の親友となるなど、偶然とは思えない不思議な「めぐり合わせ」はたくさんあるのではないかと思います。西谷亮も木崎鍼灸院に勤めて訪問診療に行かなければ、鮫島さんに出会うことはなかったでしょう。

　心理学者のユングは、一見別々に起こったことでも、その人にとっては非常に大きな意味を持っている出来事のめぐり合わせを「コンステレーション(布置)」と呼びました。解決すべき課題を持った人に解決すべき時期が訪れると、ちょうどその解決を誘発するような外的な事象が起こるというのです。このことを考えると、私たちは、日々の臨床で経験する患者さんとの出会いに、さまざまな刺激を受け、臨床家として成長していることを実感することができます。

　このことは西谷亮のみでなく、西谷大然にも言えることで、父子関係も変化の時期に来ているのかもしれません。

Point

①高齢者への訪問診療は、患者とその家族の心理面に寄り添った行動が重要。
②日々の臨床で経験する患者との出会いによって、臨床家は成長していることを実感できる。

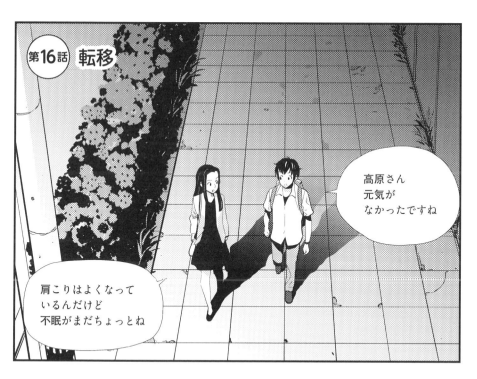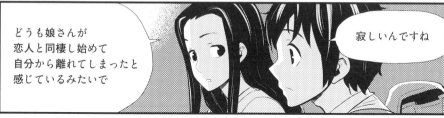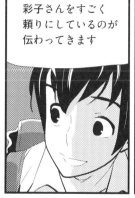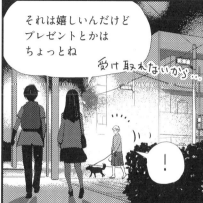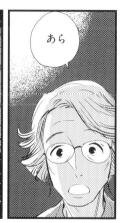

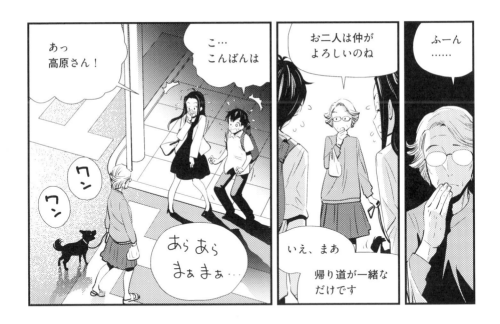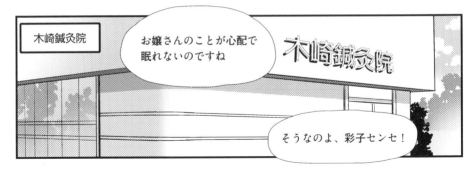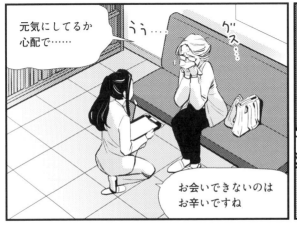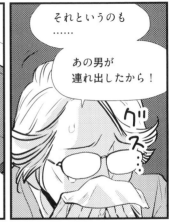

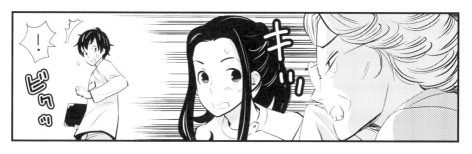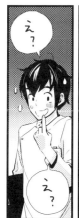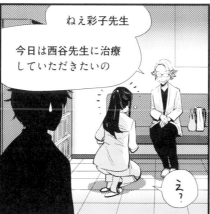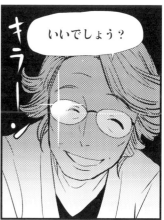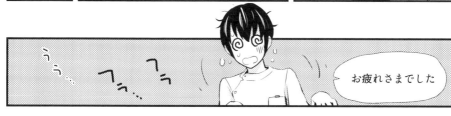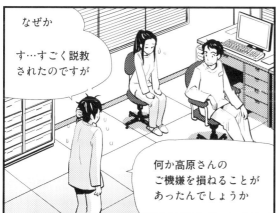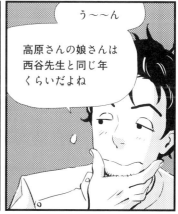

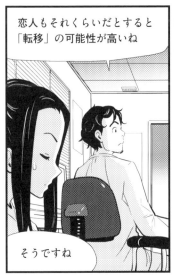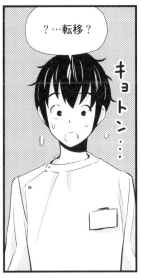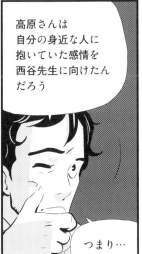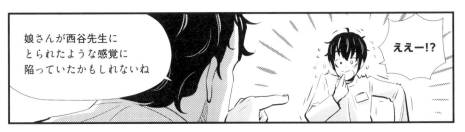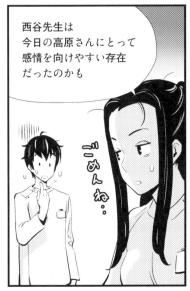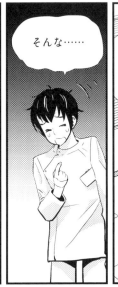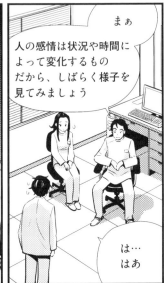

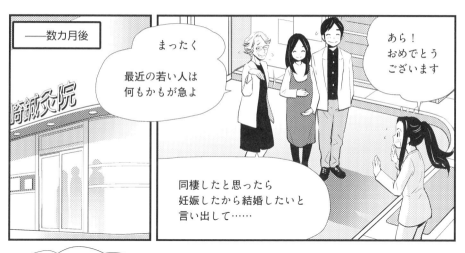
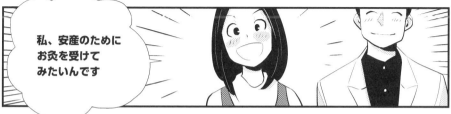
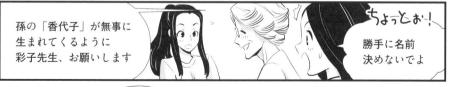
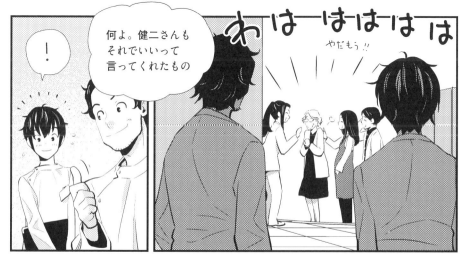

第16話 COLUMN
転移と逆転移

　肩こりと不眠を訴える女性患者・高原さんは、娘さんとの関係がうまくいっていない様子でした。その満たされない気持ちは、彩子と亮に向けられたようですね。患者さんが自分の家族や恋人などの重要人物に示してきた気持ちを治療者に向けることを、精神医学用語で「転移」と言います。また、それと反対に治療者が患者さんに対して好意的あるいは否定的な気持ちを持つことを「逆転移」と言います。

　転移に関する知識は、理学療法士や看護師の国家試験で何度も出題されていることから、私たち鍼灸師もぜひとも理解しておきたいものです。今回は、転移と逆転移についてお話ししたいと思います。

転移の種類と性質

　転移には、肯定的で親近性の感情を伴う「陽性転移」と、否定的で拒否的な感情を伴う「陰性転移」があります。患者の高原さんの彩子に対する態度は陽性転移、亮に対する態度は陰性転移と理解することができます。

　また、転移は、何らかの原因・理由によって、患者さんの感情が家族や恋人に向けられない状況において発生します。その満たされない気持ちは、家族や恋人ではなく治療者に向かってしまうのです。

　第4話（p33）で登場した男性患者の林さんは、亮に家族のことを聞かれて一度は態度を硬化させますが、亮の誠実な態度によって心を開きました。実は、林さんには離婚調停中の妻のほかに、亮と同世代の息子さんがいらっしゃったとしたらどうでしょう。転移は、心を許している治療者に対して向かう感情です。このときの亮の誠実な態度によって、陽性転移が生じた可能性も考えられます。

　陽性転移と陰性転移のどちらが治療において重要か、あるいは良好かということは一概に言えません。どちらの転移も、患者さんと治療者の関係が構築されなければ生じないからです。今回の場合、好意的な感情を向けられた彩子だけで

なく、否定的な感情を向けられた亮も、高原さんから信頼されている、と考えることができます。

一方、転移は無意識的に起こるものですから、患者である高原さんの心のなかは、そのこと、すなわち、娘さんやその交際相手に対する思いが彩子や亮に向かっているということには気づきません。

転移と逆転移

皆さんは、患者さんがいとおしく感じること、疎ましく感じることはありませんか。転移とは反対に、治療者が患者さんに好意的、拒否的感情を向けることを逆転移と言います。治療者は、患者さんに対してそのように感じることはいけないことと考え、理性で感情を抑圧してしまいがちなので、逆転移は気づきにくいのです。

第15話（p121）で、亮は、自分のことを父・大然と勘違いして詫びる鮫島さんに対して、なんとか父に会わせたいと思い奔走しました。逆転移は、治療者の過去の経験と患者さんの治療者に向けられる感情が結びつくことによって、活発に起こります。このときの亮の行動の背景には、陽性の逆転移があったのかもしれません。

逆転移が、たとえ怒りなどの陰性のものであったとしても、治療者が行動・態度に表さなければ問題ありません。治療者は、患者さんの言動・態度によってどのような感情が生じたのかを自覚する習慣をつけることで、患者理解を促すことができます。

行動化への対処

彩子に代わって治療を担当した亮は、高原さんから身に覚えのないことでだいぶ説教をされたようですね。転移によって生じる患者さんの行動・態度は「行動化」とも呼ばれます。私たち鍼灸師は、患者さんが起こす行動化にどう対処したらよいでしょうか。二つ挙げてみます。
①患者さんの行動・態度を分析して結果を患者さんに伝える
②患者さんの行動・態度を受け止め患者さんの変化を待つ

どちらも間違ってはいませんが、①を実施するには精神分析の十分な訓練が必要です。

では②はどうでしょうか。イソップ寓話の『北風と太陽』という話から、②の姿勢に通じるものが読み取れます。

「北風と太陽が、どちらが旅人の着物を脱がせることができるか競い合いました。北風は強く吹き付けると旅人は着物をもう1枚重ねて着てしまいました。太陽はまずポカポカと暖かく照らしました。すると旅人は先ほど1枚余分に着た上着を脱ぎ始めました。太陽がもっと暑い強い日差しを送ると、旅人はたまらなくなって着物を全部脱ぎ捨て、近くの川へ水浴びに行きました」

この寓話は、問題への解決手段は、強引に働きかけることではなく、落ち着いた姿勢で待つことが近道になり得ることがある、ということを表していると言えます。

数カ月後に高原さんは、娘さんとその結婚相手とともに木崎鍼灸院を訪れました。高原さんは娘さんの妊娠や結婚も受け入れた様子です。転移が生じた時期を上手に経過することによって、患者さんはゆっくりと変化、成長していくのかもしれません。

心理療法は心理職に任せて、私たち鍼灸師は患者さんの気持ちをしっかり受け止め、施術に努めることが肝要です。

> **Point**
> ①患者が自身の抱えている問題と関連した感情を治療者に向けることを「転移」という。また治療者が患者に対して好意的あるいは否定的な気持ちを持つことを「逆転移」という。
> ②転移には「陽性転移」と「陰性転移」とがある。
> ③転移によって生じる患者の行動・態度には、落ち着いた姿勢で状況の変化を待つことが対処の一つとなる。

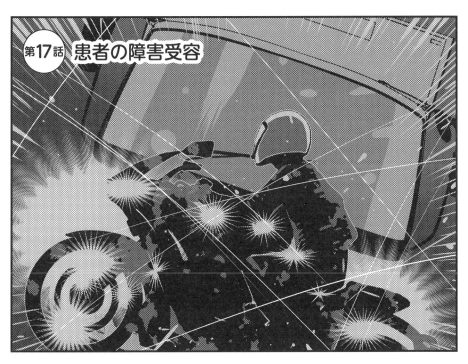

第17話 患者の障害受容

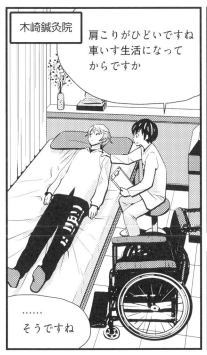

木崎鍼灸院

肩こりがひどいですね
車いす生活になってからですか

……
そうですね

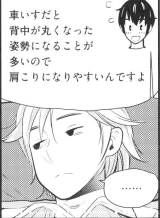

車いすだと
背中が丸くなった
姿勢になることが
多いので
肩こりになりやすいんですよ

……

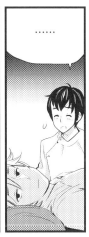

……

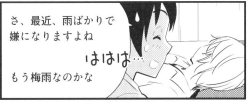

さ、最近、雨ばかりで
嫌になりますよね

はは…

もう梅雨なのかな

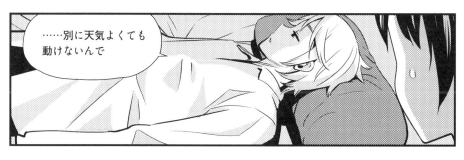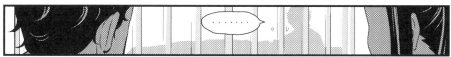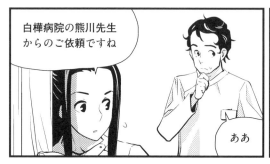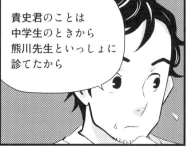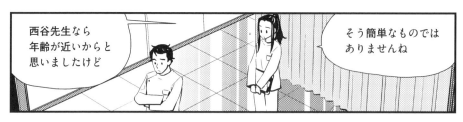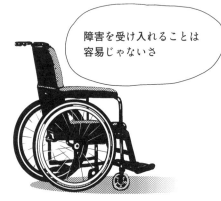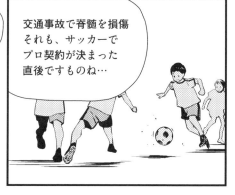

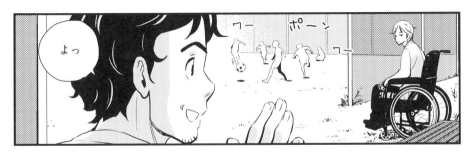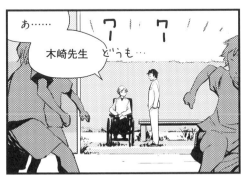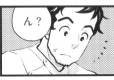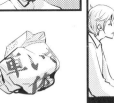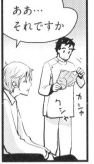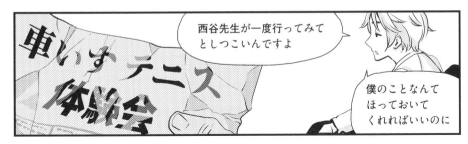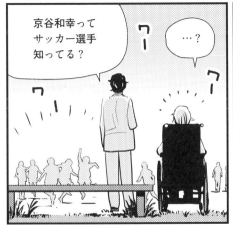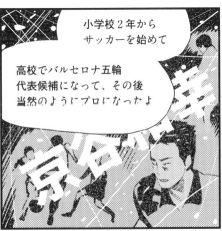

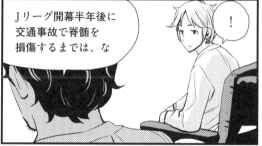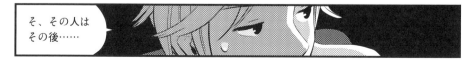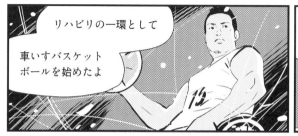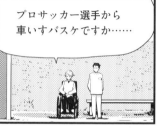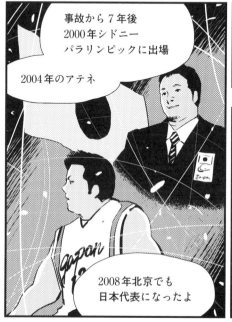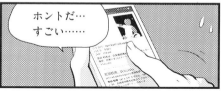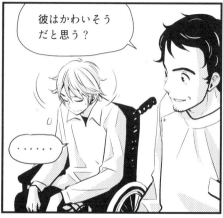

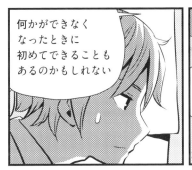
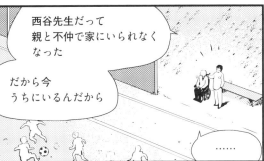
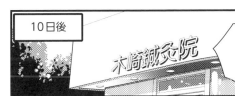
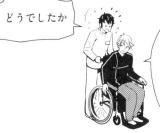
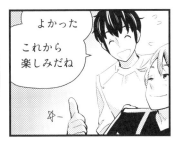
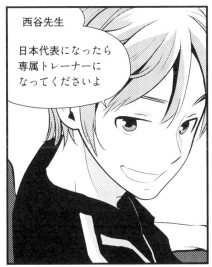
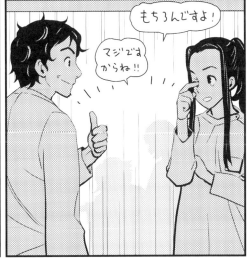

第17話 COLUMN

障害受容の過程とその支援

　今回は「障害受容」がテーマです。患者の貴史君は、高校時代に全国大会で活躍したサッカー選手でしたが、プロ入りが決まった矢先、オートバイ運転中に不注意でトラックと衝突、車いす生活となりました。現在は退院してリハビリのため病院を受診する傍ら、木崎鍼灸院で治療を受けています。元通りにサッカーができないという現実は認めつつありますが、後悔の念が強く、自責的になっていました。

　障害受容とは、障害を受け入れていく過程および受け入れた状態を表す言葉で、前回の「転移」と同様、理学療法士、作業療法士の国家試験で何度も出題されている内容です。ここでは、障害受容の過程とその支援を中心にお話ししたいと思います。

障害受容の段階

　人が障害を負ってから、それを受容する状態に至るまでには、「①ショック期⇒②否認期⇒③混乱期⇒④再起期⇒⑤受容期」という過程を順に辿ると言われています。

①ショック期

　受傷・発症して間もない時期であり、感情が麻痺してしまっているため、自分に起こっている今現在の状況を自分事に感じられなくなっています。

②否認期

　痛みや症状が安定してくると、自分のケガや病気が治らないらしいことを知って、その自覚が芽生える時期です。しかしながら、心理的な防衛反応として障害を否認したり、回復への希望を過剰に抱いたりします。

③混乱期

　自分の置かれている状況や状態を現実的に理解する時期です。障害の全体像を知って、自分が完治しないだろうことを否定できなくなります。そして「自分の価値はすべて失われてしまった」と考え、激しい喪失感を抱きます。

　周囲の人に対して反抗的、攻撃的な態度をとることもしばしばあり、「あのとき、ああしておけば……」といった後悔の念や自責的な考えを抱くことも多くあります。

④再起期

　未来に対する絶望感と、自分の置かれている状況を受け入れようとする気持ちとの間で葛藤しながらも、少しずつ自身の状況を冷静に理解して、現実的に考えようとしていく時期です。反抗的、攻撃的になっても、問題は解決しないことに気づき、前向きに考え、努力し、行動しようとする態度がみられるようになります。

⑤受容期

　自分の価値観が変容し「自身の価値は障害によって損なわれることはない」と今の自分を受け入れることができる時期です。障害もまた自身の個性だととらえられるようになり、日々の生活のなかで新たな役割を得たり、人との交流を経たりすることで、生きがいを感じられるようになります。

各段階における関わり方

　障害を負った患者さんを施術する場合は、身体的な状態はもちろんですが、障害受容の段階が心理的・社会的にどのような状態かを見極め、接することが重要です。

　私たちは患者さんの回復を促そうとして元気づけるような対応をしてしまいがちですが、ショックを受け、現実の認識がまだ十分にできない状態であるショック期や否認期では、励ましや提案は患者さんの心の負担になります。治療者は患者さんの話をひたすら傾聴して受容する態度が有効です。それによって、患者さんがうつ状態になるのを避けることができます。

一方、混乱期にある患者さんに対しては、傾聴して受容することのほかに、提案が有効になることがあります。西谷亮は、貴史君に車いすテニスの体験会への参加を提案しました。そして木崎院長が京谷選手の話をしたのは、子どもたちのサッカーを見学する貴史君の足元に、くしゃくしゃに丸められた体験会のチラシがあるのを目にしたあとでした。貴史君の段階が混乱期から再起期に移行しつつあると気づいたからかもしれません。

　アスリートの治療経験が豊富な木崎院長ならではの対応と言えます。貴史君はほんの少し背中を押されて、新たな段階へと成長できたようですね。

患者のリソース

　西谷亮や木崎院長との関わりのなかで成長した貴史君は、亮にパラアスリートを目指す宣言をしました。人は障害を負っても、それを受容することで精神的に克服し、新しい目標を見つけて、それに向かって努力することができるのです。そうした人生の危機を乗り越えて新たな生きがいを見いだすために不可欠なのが、患者さんに残存する機能や患者さんのこれまでの人生経験、人との関係などといったリソース（資源）です。

　患者さんは貴重なリソース、よいところをたくさん持っていらっしゃいます。普段はなかなか気づかないそれらのリソースに光を当てて、患者さんの持つ可能性に、患者さん自身が気づくように支援することが私たちの役目なのかもしれません。

> **Point**
> ①人が障害を負ってから、それを受容する状態に至るまでの過程は、「ショック期」から「受容期」までの五つの段階に分けられる。
> ②治療者は、患者の障害受容の段階を見極めて接することが重要。
> ③患者が障害を受容するために、治療者は患者のリソース（資源）を引き出すような役割を担う。

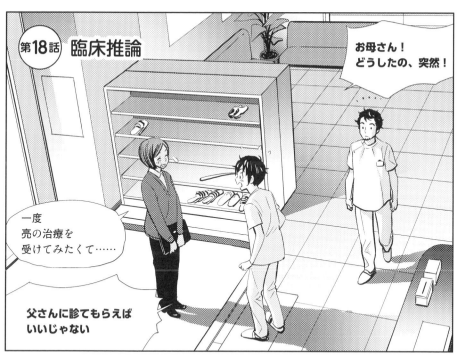
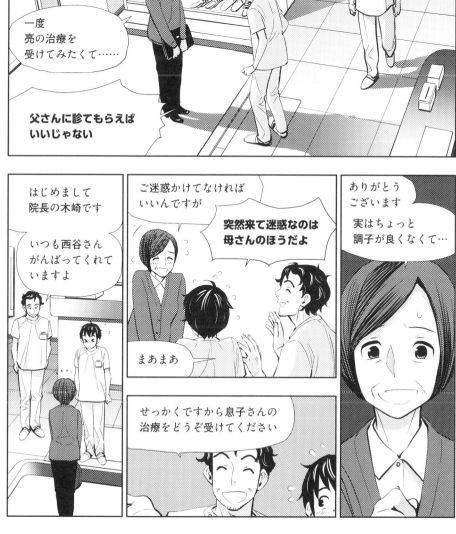

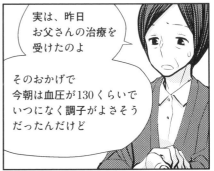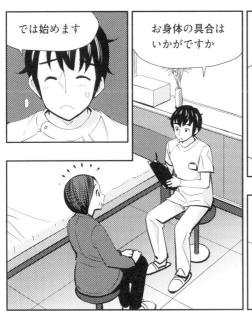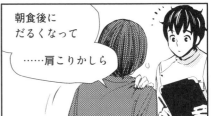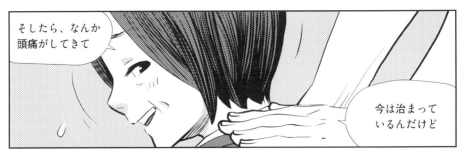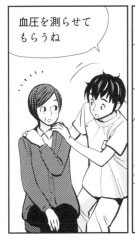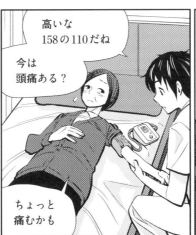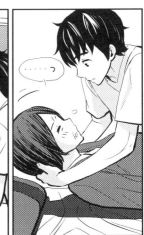

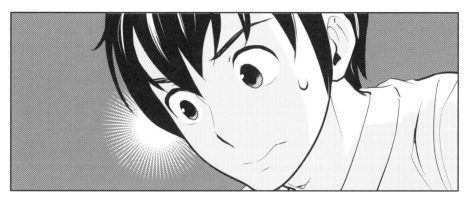

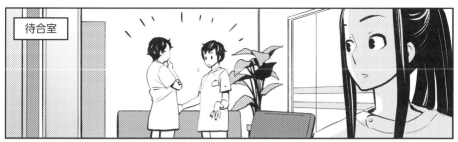

待合室

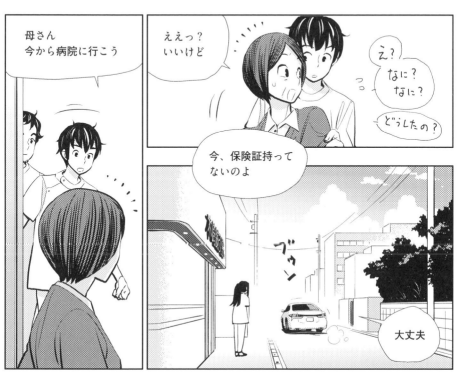

母さん
今から病院に行こう

ええっ？
いいけど

え？
なに？
なに？
どうしたの？

今、保険証持ってないのよ

大丈夫

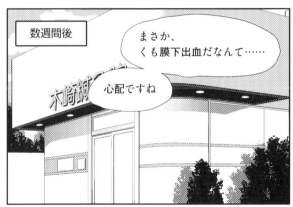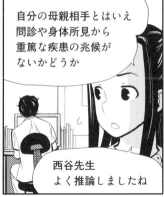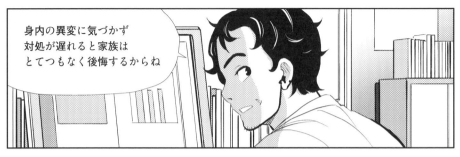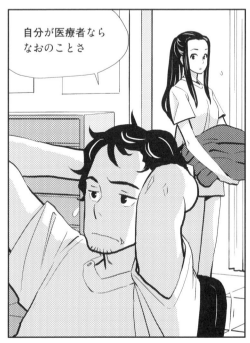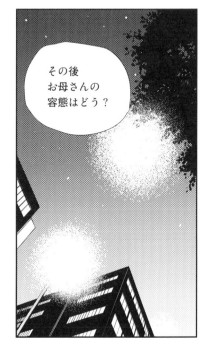

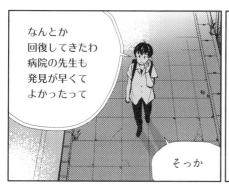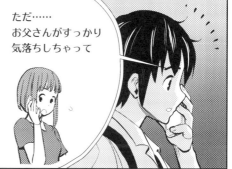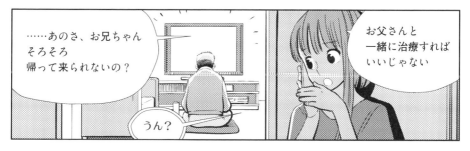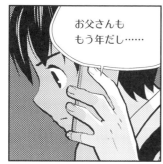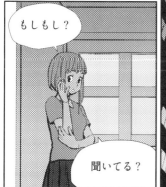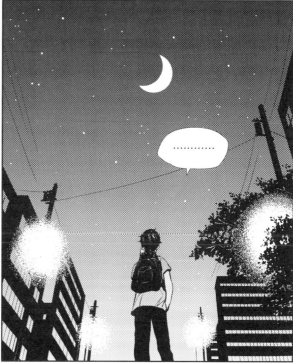

第18話 COLUMN

臨床推論の力を高める

　今回の患者さんは、西谷亮の母親・和代でした。息子として、母親の突然の来院は驚くかもしれませんね。亮は頭痛と肩こりを訴える母親の状況から重篤な疾患を疑い、院長と相談してすぐに病院に搬送しました。母親はくも膜下出血と診断されましたが、発見が早かったおかげで、最悪な事態は回避できたようです。

　患者さんの症状が一見、軽微なものであっても、そこには重大な疾患が隠れている場合があります。そんなとき、私たち鍼灸師はどうしたらよいでしょうか。患者さんの症状の原因や予後などを考えるプロセスを「臨床推論」と言います。臨床推論は近年、医療に携わる専門職の間で重要視されていることから、鍼灸師もそのスキルを高めておきたいものです。今回は、臨床推論についてお話ししたいと思います。

医療面接における臨床推論

　医療面接における臨床推論は、開放型質問から始まります。西谷亮は「お身体の具合はいかがですか」と患者である母親に改まった調子で尋ねました。質問の主たる目的は情報収集です。調子の悪さの原因、頭痛や肩こりの症状に何か問題が隠れていないかどうかという視点を持って、症状の部位や性状、程度、発症の状況や経過、随伴症状について聴き取っていきます。そこから予測される疾患の可能性を考慮して、閉鎖型質問や身体診察に移行していきます。

　私たち鍼灸師も、患者さんが鍼灸治療の適応かどうか判断して施術をする際に、気づかないうちに臨床推論のプロセスを活用しているのです。

レッドフラッグサインとは

　見逃してはならない重大な疾患や病態の存在を示唆する症候や症状は、レッドフラッグサインと呼ばれています。

西谷亮は今回、母親の症状が単なる疲労やかぜが原因で起こる頭痛・肩こりなのかどうかを判断するために、肩の触診と血圧を測定したあとに、後頚部の屈曲抵抗をとらえる項部硬直のテストを実施しました。母親は頭痛を訴え、血圧が高く値が不安定であること、項部硬直のテストが陽性であることから、亮は母親がレッドフラッグサインを発しているかもしれないと疑い、木崎院長に相談しました。母親は搬送先の病院で、くも膜下出血と診断されましたが、早めの対処が功を奏して大事には至りませんでした。

　レッドフラッグサインとしては、このような緊急性のある疾患のほか、進行性に悪化する疾患なども要注意です。悪性腫瘍など早期に適切な治療を受けることが予後を左右するような疾患では、予防医学やプライマリーケアの担い手として、鍼灸師の活躍が期待できます。患者さんの訴える安静時痛や体重減少などは、場合によって悪性腫瘍のレッドフラッグサインになり得るため、実際の臨床でも注意しましょう。

臨床推論力を高める

　臨床推論は、患者さんの話の内容から情報を拾い出して仮説を立てる作業、それを検証する作業、そして結論を導き出す作業から成り立っています。仮説を立てる作業では、開放型質問によって情報を得ることが重要になります。患者さんからは疾患と直接関係の見いだせない内容の話も出てくるかもしれません。鍼灸師は、その内容を関係ないと決めつけず、いったん記憶に留めておくことが大切です。例えば患者さんが友人と会って食事をして楽しかったという話が、治療方針を決める手がかりの一つになることもあるからです。

　人を見分けるときのステレオタイプの功罪については、第8話（p65）で解説しました。臨床推論が適切にできているかどうかは、固定観念が邪魔をして客観的な評価がしにくいものです。そこで自分の臨床推論力を高めるためには、カンファレンスに参加することや、症例を発表するなどの機会を積極的に持つことが大切です。臨床実践を説明すること、他者の説明を理解しようとすることを通して論理的な思考力が醸成され、臨床推論力は高まるでしょう。

失敗から学ぶ

　亮の父である西谷大然が、自分の妻のレッドフラッグサインを見逃してしまったのはなぜでしょうか。一つは、その疾患や症状が鍼灸の適応であるかどうかを検証する作業が不十分だった可能性があります。日本伝統医療体系の枠組みで証を立てて治療できるのは、その患者さんが鍼灸の適応であるかどうかの判別ができてから、とされています。亮の母親である和代は、結果的にくも膜下出血を発症したことから、西谷大然の臨床推論が十分でなかったと言われても仕方ありません。もう一つは、家族であるがゆえに、重篤な疾患であるはずがないという思い込みもあったのかもしれません。身内に対する治療は冷静になれないことがあるので十分な注意が必要です。

　鍼灸院には、リスクを抱えた鍼灸適応外の患者さんが来院することがあります。そんなときのためにも、私たち鍼灸師は、他の医療機関と連携できるようにしておくことが重要です。その一助として、師会や学会に加入して研修を受けることは、治療に伴うリスクの軽減や医療機関との連携構築においても有効ではないでしょうか。

　さて、西谷亮は実家に帰ってきてほしいという妹の説得に、心穏やかではないようです。今回の件で父親との関係に変化は起こるのでしょうか。

①患者の症状の原因や予後などを考えるプロセスを臨床推論という。
②臨床推論では、重大な疾患や病態を示唆するレッドフラッグサインを見逃してはならない。
③鍼灸の適不適を判断するうえでも臨床推論力を高めることが重要。

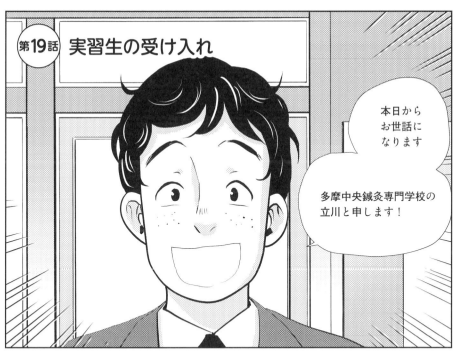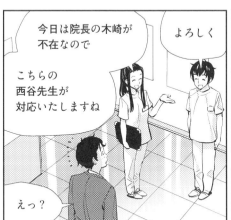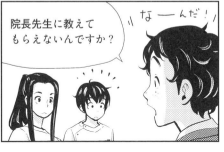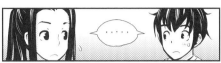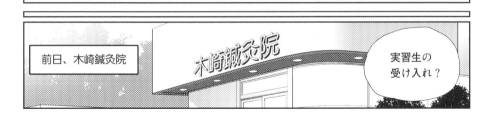

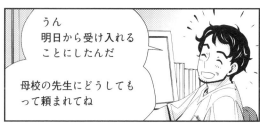
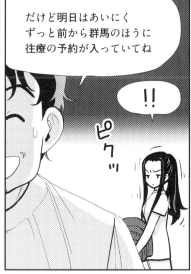
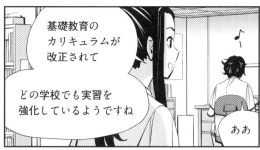
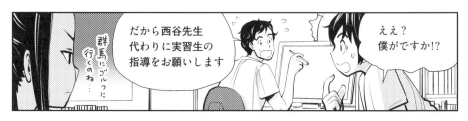
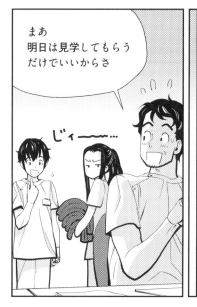
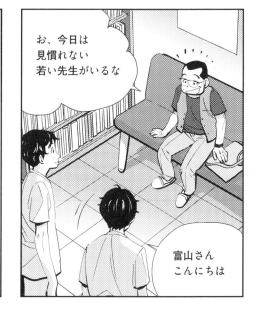

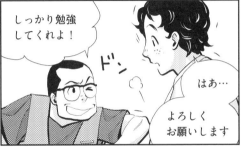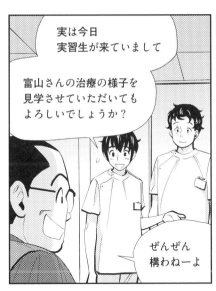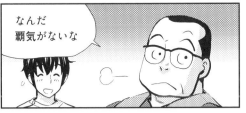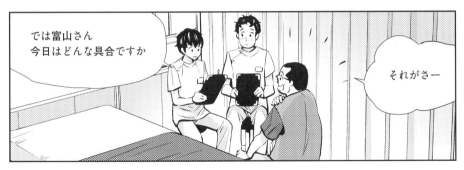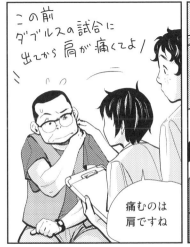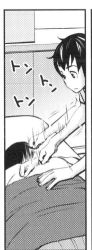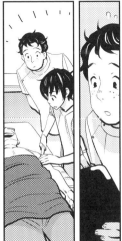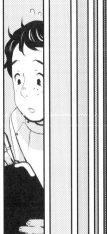

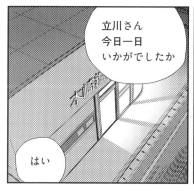
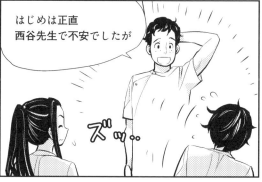
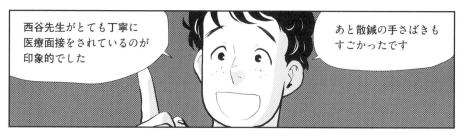
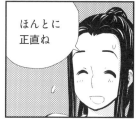
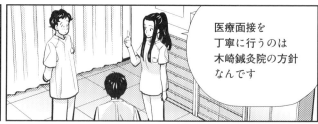
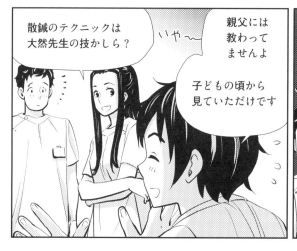
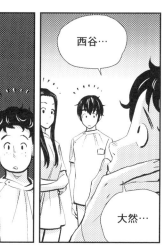

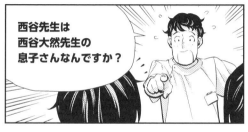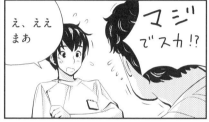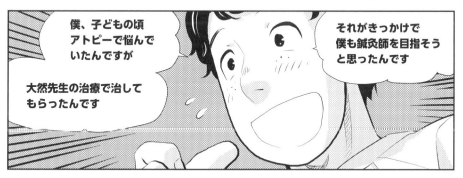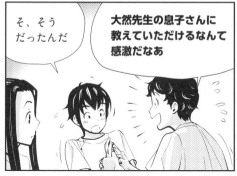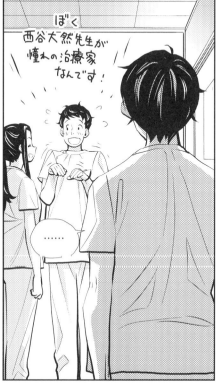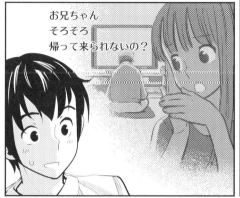

第19話 COLUMN
学外実習の役割

　西谷亮は、木崎院長不在のなか、実習生としてやってきた立川さんの見学実習を担当しました。当初、消極的な様子がみられた立川さんも、亮の手さばきや患者さんへの態度を見て、亮への態度が尊敬の眼差しに変わりましたね。学外実習では、指導を受けたことのある先生の治療院を訪問して、実際に患者さんを治療している様子を見学するというケースが多いようです。

　それでも、学校とは違った環境で学ぶことへの不安は少なくないと思います。また、治療院にとっても、実習生の受け入れは負担ではあります。しかしながら、スタッフの成長や日々の臨床を確認することのできる、よい機会として活用することは可能です。

　今回は、実習生と受け入れ治療院の双方の視点から、学外実習（臨床実習）について考えてみたいと思います。

実習生に期待される能力

　理学療法士を始め、リハビリテーション領域の医療職では、学外実習担当者が実習生に期待する能力の最上位は何といってもコミュニケーションに関する能力です。

　リハ領域における学外実習の準備教育では、模擬患者との対話を含む臨床的評価として、客観的臨床能力試験、通称オスキー（Objective Structured Clinical Examination：OSCE）が実施されています。さらに、オスキーのための準備教育としてコミュニケーション・スキルを向上させるための授業が開講されるようになりました。それでもまだ、学外実習の現場からは、実習生のコミュニケーションに関する能力を高めるためのさらなる配慮が望まれています。

　マンガのなかで、実習生の立川さんは、患者の富山さんに「覇気がないな」と言われてしまいました。このようなやりとりが実際の見学実習中にあるかどうかはともかく、患者さんと接する場面で実習生は、明るく元気よく対応できるよう

に準備しておくことが望まれるでしょう。

　また、見学実習では、見学後に学外実習担当者と実習生のマンツーマンの症例検討のような討議が行われることがあります。このとき、実習担当者は、自分の見解を一方的に話すのではなく、実習生が見学して感じたことや、気づいたことを引き出そうとするでしょう。そのときに、もちろん知識も大切ですが、論理的思考力が十分でないと、見学した症例に対する担当者とのやりとりを通して理解を深めることが十分にできません。

　論理的思考力とは、事象を客観的、批判的にとらえて分析する能力で、第18話（p145）で解説した「臨床推論」に不可欠な力です。コミュニケーションに関する能力や論理的思考力は、実習前に高めておきたいものです。

対人魅力と師弟関係

　マンガのなかで、実習生としての立川さんはいかがだったでしょうか。前半、立川さんは院長に教えてもらえないことを知って、がっかりした態度を表明しました。実習担当者は、立川さんの態度を「生意気」と見るか「正直」と見るか、リフレーミング次第かもしれません。一方、立川さんは後半、西谷亮の丁寧な医療面接や鍼の手さばきを見て、その態度が変わりました。そして、そのことをきちんと表明しました。立川さんは、鍼灸の技を見る目もしっかり持っているのでしょう。鍼灸師になろうという意欲も十分ありそうですし、尊敬する鍼灸師がいるというのも、学びを継続する強みとなるでしょう。見た目も悪くありません。そう考えると、立川さんに好印象を持つ方も増えそうです。立川さんはよい鍼灸師になるかもしれませんね。

　皆さんは、立川さんから資格取得後に卒後研修したいと希望されたらどうしますか。相手に対する印象は、社会心理学の対人魅力という理論によって説明することが可能です。対人魅力の要素が満たされると、人は相手から好感を持たれることがあります。

　対人魅力の要素は、①相手との距離が近い状態で一緒にいると仲良くなるというような**近接性**、②相手と同じような経歴や体験を持っていたり、考えが似ていたりすると仲良くなるというような**類似性**、③相手から好意を示されると自分も相手に好感を持つようになるというような**返報性**、④見た目が良好な相手に好

印象を持つというような**身体的魅力**の四つがあります。治療院という同じ空間を共有しながら、治療という共通の問題を解決していくことは、対人魅力の理論を援用すれば近接性と類似性が関わってきます。さらに、教える・学ぶの関係の深化や治療家としての風貌の獲得によって、返報性、身体的魅力の観点からも、木崎院長と西谷亮の師弟関係のような絆が形成されるのではないかと思います。

親子関係と師弟関係

　スポーツ界では、男子ハンマー投の室伏重信さんと室伏広治さんのように、親子で師弟関係を結ぶ例が多数あります。一般的にも、親の職業を継ぐ子が親に弟子入りするという形態は少なくありません。その際に生じる困りごとの一つに、役割葛藤があります。監督と親という二つの役割を持つ場合、子を選手として起用するどうかで役割間の葛藤が生じます。子のほうも親と子、選手と監督という二つの立場を要求されることから日常生活においても精神的負荷は高くなります。

　親子関係と師弟関係を維持するには、親子双方の成長と歩み寄りが不可欠ではないかと考えます。西谷亮は父である西谷大然との関係に、どう決着をつけるのか。もう少し見守ってみましょう。

①学外実習は受け入れ側の治療院にとっても、日々の臨床やスタッフの成長を確認できる機会として活用できる。
②実習生にはコミュニケーション能力や論理的思考力が求められる。
③仕事やスポーツにおいて親子が師弟関係となる場合、役割葛藤が生じることがある。

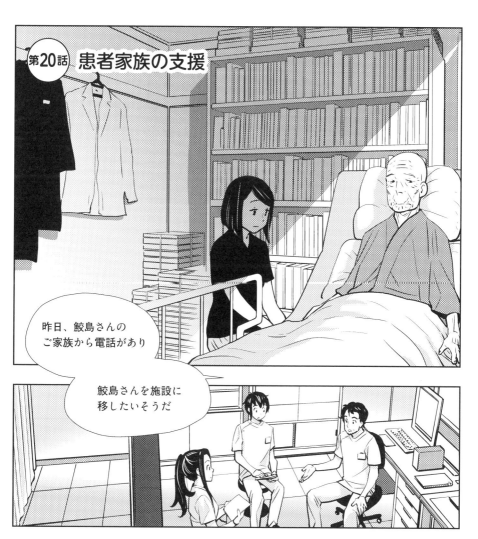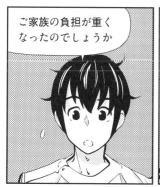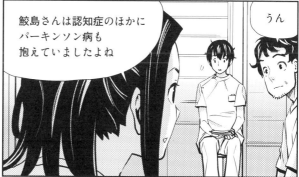

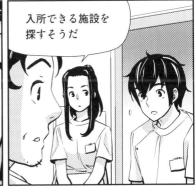
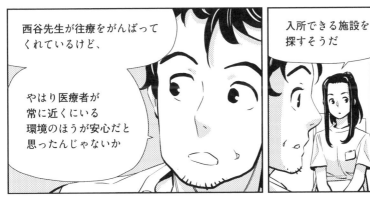
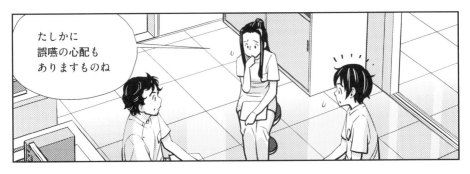
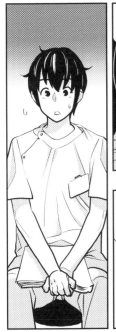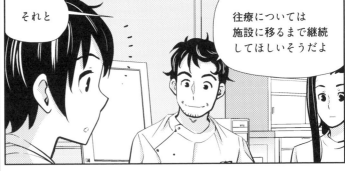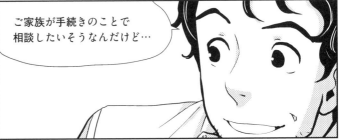

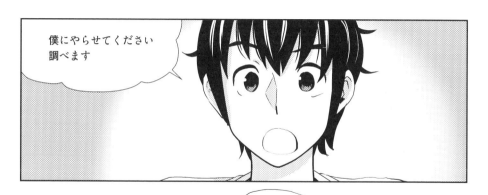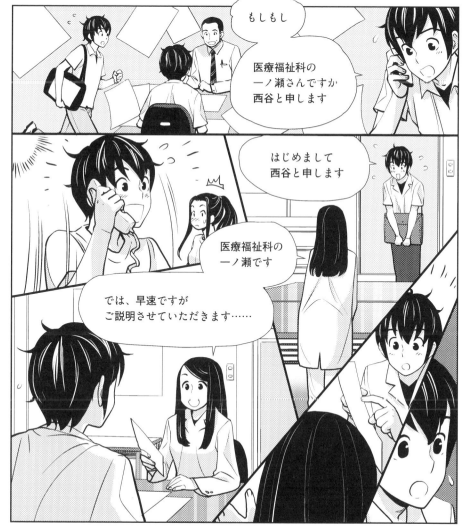

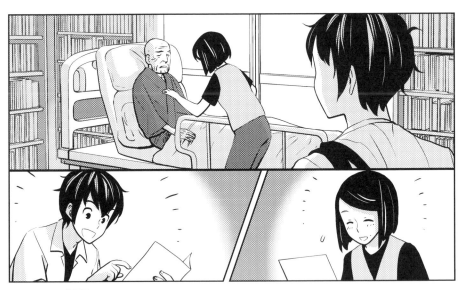

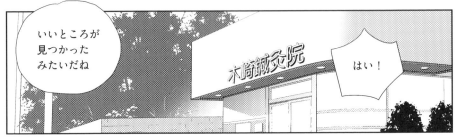

いいところが見つかったみたいだね

はい!

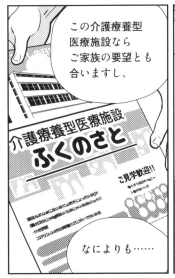

この介護療養型医療施設ならご家族の要望とも合いますし、

なによりも……

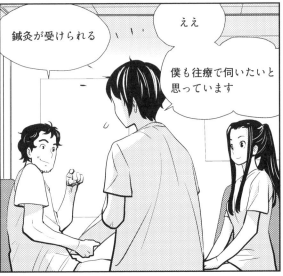

鍼灸が受けられる

ええ

僕も往療で伺いたいと思っています

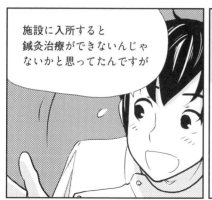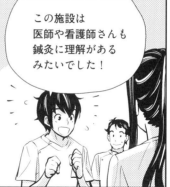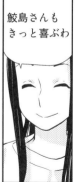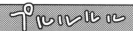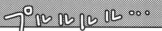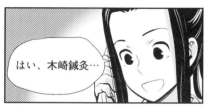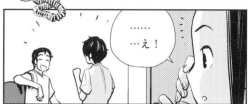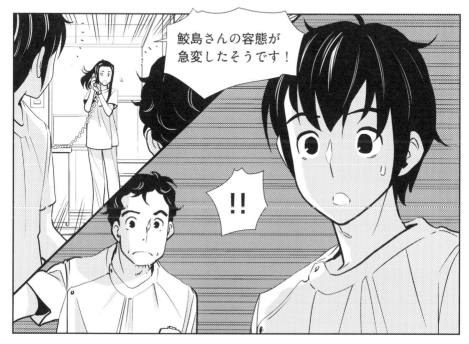

第20話　COLUMN
患者家族の支援

　西谷亮は、父親・西谷大然のかつての師匠である鮫島さんの家族から相談を受けて、入所できる施設探しに奔走しました。高齢者の施設への入所は、本人の要介護度や疾患の有無、経済的状況などによって左右されます。今回は、患者家族の支援、特に施設入所を検討している患者家族のケースについてお話ししたいと思います。

他職種との連携

　病院などの医療機関には、今回登場した一ノ瀬さんのような、医療ソーシャルワーカー（Medical Social Worker：以下、医療SW）が少なからず勤務しています。医療SWとは、「保健医療機関において、社会福祉の立場から患者さんやその家族の方々の抱える経済的・心理的・社会的問題の解決、調整を援助し、社会復帰の促進を図る業務」を行う専門職です（日本医療社会福祉協会のHPより引用）。医療SWは、疾患を有する高齢者の入院等の相談に親身になって応じてくれますが、そこにたどり着くまでは、介護、医療に関する知識や情報をもとに患者さん家族を支援する第三者の存在が重要となります。

　患者さんが在宅で介護サービスを受けている場合は、ケアマネジャーとの接点も重要になります。鍼灸師は患者さんとの信頼関係から介護・医療に関する相談を受けることも少なくありません。日頃から、介護や医療の専門職と交流を持っておくことによって、情報が収集しやすく、依頼事も円滑に進むでしょう。他職種との連携に役立つコミュニケーションスキルについては、第4話から第12話をご覧ください。

患者家族に寄り添った情報提供

　健康な高齢者の場合、要介護度に応じた介護サービスを受けながら、在宅で、

あるいは老人ホームなどの介護施設で過ごすことが一般的です。しかしながら、がんやパーキンソン病など進行性の疾患を有する高齢者の場合は、介護サービスのほかに、適切な医療を受ける必要があります。鮫島さんは認知症のほかにパーキンソン病を抱えています。パーキンソン病は、錐体外路系の変性によって、振戦、筋固縮、無動、姿勢保持障害という症状を来す神経疾患です。

　パーキンソン病症状の評価には、ホーエン-ヤール重症度分類（0度〜5度）が用いられています。0度はパーキンソン症状なし、1度は手足の片側に振戦や固縮がみられる状態、2度は手足の両側に振戦や固縮がみられる状態です。3度は姿勢反射障害がみられますが日常生活の介助が不要な状態、4度は運動失調による転倒リスクの増加や筋固縮によって日常生活動作に困難が生じて一部介助が必要な状態、5度は自力での車いす移乗は困難となり、日常生活の全面的な介助が不可欠となる状態とされており、患者さんの重症度が高いと入所可能な施設の選択肢は狭まります。

　2018年時点では、指定医として登録された医師によってパーキンソン病と診断されると、都道府県に医療費補助を申請することができます。

　またパーキンソン病は、進行すると舌筋の異常緊張や咽頭部の機能低下によって、誤嚥したときの咳嗽反射が減弱することから、誤嚥性肺炎のリスクが高まります。それによって、徐々に経口での食物摂取や服薬が困難になってくると、患者さんおよびその家族は、栄養補給の手段として胃瘻や中心静脈カテーテルなどの医療処置をするかどうかの選択を迫られることになります。

　こうした症状の段階や予後を踏まえて、利用できる介護・医療サービスを理解しておくことは、鍼灸師が患者さんおよび家族への支援を行ううえで重要です。開業鍼灸師は病院スタッフ、介護専門職とは違った立場から、患者さんに寄り添って情報提供できるという点が長所と言えるかもしれません。

家族の意思決定を支援する

　西谷亮は、鮫島さん家族の要望に適した「介護療養型医療施設」を見つけることができました。介護療養型医療施設は、パーキンソン病や認知症、がんなどを抱えた、介護に加えて医療が必要な人が入る施設で、一般的に病院や診療所に併設されています。近年、国は療養型病床の廃止に向けた政策を進めていますが、

新施設などへの転換や再編成が思うように進まず、依然として療養病床が必要とされている状況です。

　西谷亮はおそらく、介護療養型医療施設への入所を家族に押し付けるのではなく、あくまで情報として提示したはずです。相談者の意思決定を支援する行為はコーチングと呼ばれています。コーチングでは、相談者が意思決定するために必要な知識や情報を相談者に分かるように提示して、相談者が複数の視点から判断できるような環境を準備します。

　併せて、相談者の意思決定に伴う感情変化、例えば、家族を施設に入所させる罪悪感や不安などのネガティブな感情も受容し共感することができれば、相談者の心の重荷を減らすことが可能となるでしょう。

　今回、鮫島さんの入所先を探す西谷亮の行為は、医療施設側から見ると、あくまで患者家族の代理人としてのものです。鍼灸師がそこまでやるのかと思った方もいらっしゃるでしょう。しかしながら、若い鍼灸師が家族の期待に応えようとして、さまざまな可能性に挑戦することは、鍼灸師本人にとって重要な経験となるはずです。鍼灸の新たな展開が生まれるかもしれません。

　入所施設がようやく見つかって一安心したところに、鮫島さんの容態が急変したとの連絡が入りました。心配です。続きは21話で。

①患者が在宅で介護サービスを受けている場合、介護や医療の専門職と交流・連携を持つように心がける。
②相談者の意思決定を支援するコーチングのスキルを身につけ、患者に寄り添った情報提供を行うことが重要。

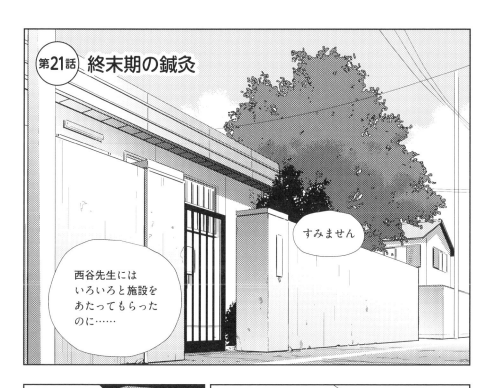

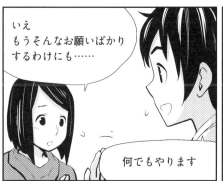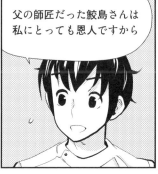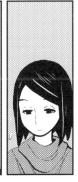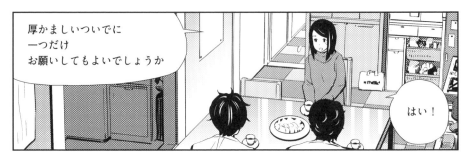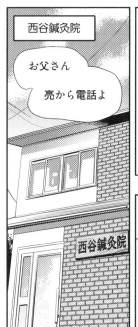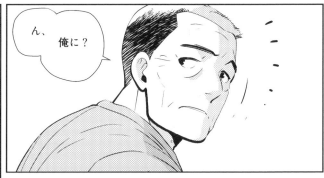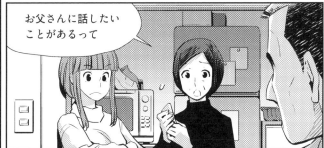

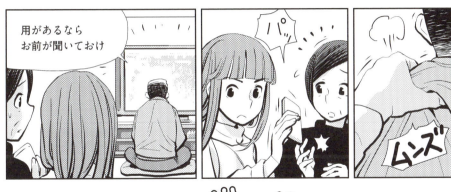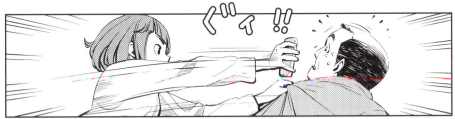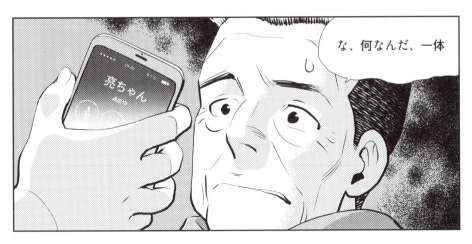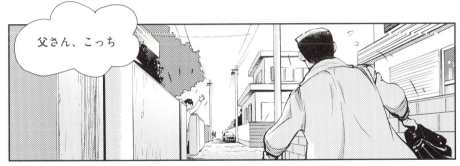

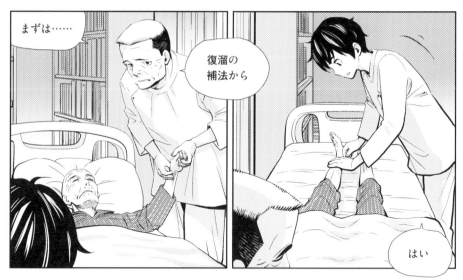
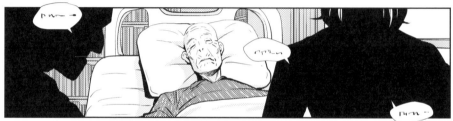
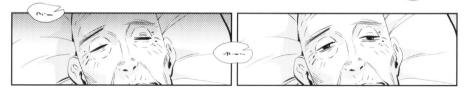
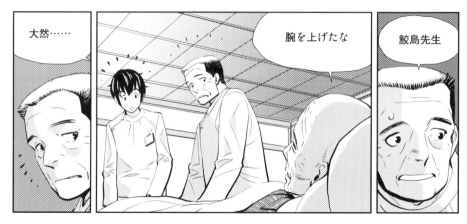

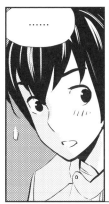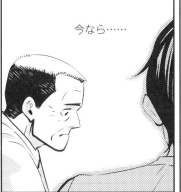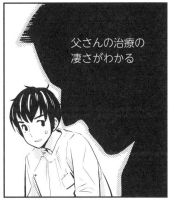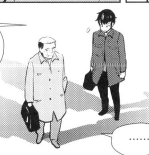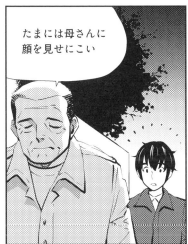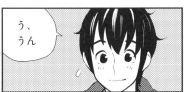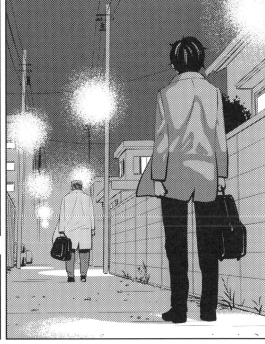

第21話 COLUMN
終末期医療に携わる治療家の心理

　医療施設への入所が決まりかけていた鮫島さんの容態が急変しましたが、何とか一命をとりとめました。在宅での看取りを決めた家族の依頼を受けて、西谷亮は、鮫島さんのかつての弟子である父大然と二人で治療を行いました。西谷親子の治療に納得する鮫島さん。亮と大然の関係も変化が見え始めました。今回は、終末期医療に携わる治療家の心理についてお話ししたいと思います。

在宅で看取るということ

　終末期を迎えた患者さんの在宅介護は、2015年の介護保険法の改正によって、以前よりも選択しやすくなりました。鮫島さんの場合のように、容態が急変したあとの介護施設入所にはリスクが伴うため、家族の在宅介護継続の判断は、やむを得ないのかもしれません。本人や家族にその意思があれば、地域包括支援センターに相談することで、医療・介護の体制づくりが可能になります。それでも、家族の負担は医療施設や介護施設への入所に比べて大きいため、家族への配慮は不可欠です。

終末期医療に携わる鍼灸師の心理

　『改訂版　鍼灸臨床における医療面接』（医道の日本社）の編著者である丹澤章八氏（明治国際医療大学名誉教授）が主宰する卒後研修塾「丹塾」の2013年1月の例会にて、「臨床死生観考」というシンポジウムが実施されました。その報告書から、高梨知揚氏の興味深い論稿を紹介させていただきます。
　高梨氏は「末期がん患者に対する鍼灸臨床でどのようなことを困難に感じるか」というテーマで臨床経験のある鍼灸師にインタビューし、その回答の分析結果から《答えることの困難》と《患者の死を受け入れること》という二つの概念を抽出しました。

前者は、終末期の患者さんからの問いかけや患者さんの反応にどう答えたらよいのか、うまく言葉が浮かばずに苦悩したといった内容から構成されています。特筆すべきことは、そのような経験から非言語的なコミュニケーションが大切かもしれないという気づきが語られていることです。このことから、終末期医療に携わる鍼灸師の《答えることの困難》という課題は、コミュニケーション・スキルの学習や経験によって対処できる可能性が示唆されます。

　一方、後者は、患者さんの死が急だったこと、患者さんの死に対する気持ちの準備ができていなかったことなどの要素から構成されています。高梨氏は《患者の死を受け入れること》という課題へのアプローチとして、死生観教育の重要性を指摘しました。このことは、終末期医療に携わる鍼灸師が患者の死に直面したときに心の準備を促し、リアリティショックを低減させることができるという点で優れています。しかしながら、筆者は、回答者に共通してみられた、「もう少し何かできたかもしれない」という思いに集約される「後悔」の念に注目してみました。

　これは、患者さんが亡くなったショックが癒え始めると、沸々と心を支配し始めます。仮に、患者さんに十分な医療が提供できたとしても「もう少しこうしておけば……」という思いはすぐに拭い去ることはできないでしょう。では、どうしたらよいでしょうか。

後悔という感情への対処

①カタルシス

　「後悔」は、危険を予防するための感情であり、それがあることで私たちは失敗から学ぶことができます。後悔をマイナスと評価して心の奥底にしまい込もうとすると、何かの拍子にそれが浮かび上がってきて、反芻することで心が後悔に支配されてしまいます。

　後悔したら抑圧せずに、その感情と向き合いましょう。けれども、強い後悔はストレスとなります。その場合は、終末期医療に携わる医療者の集いなどに参加して、自身の率直な気持ちを開示すること（カタルシス）や、他者の同様の話を聴くことで後悔の感情に伴うストレスを低減させることができます。

②自信を持つ

　実行しないときの後悔は、実行したときの後悔よりも大きいとよく言われますが、感情心理学の研究では、できる自信がない状態で実行すると、実行しないときよりも後悔は大きくなることが知られています。治療に関する知識とスキルは鍼灸師の自信の根拠となる礎です。臨床に伴う後悔という感情と上手に付き合うには、日々の臨床的研鑽や研修会参加などによる知識とスキルを高める努力が不可欠と言えるでしょう。

③喪に服す

　つらい出来事から精神的に立ち直るには時間がかかります。個人差はありますが、その時間を無視して気持ちを切り替えることは困難です。一定の期間は故人を悼んで後悔することで気持ちの整理がつきやすくなるため、終末期医療に携わる医療者にとって喪に服すという行為は重要です。

　以上に述べたように、後悔という感情はなくすことはできませんがコントロールすることは可能です。感情のコントロールや自信を持つことは、精神的なストレスからの回復力、いわゆるレジリエンスを高めることから大切にしていきたいものです。

　西谷亮は、鮫島さんの治療のあと、父大然に「来てくれてありがとう」と感謝を述べました。それに対する大然の精一杯の一言は亮に通じたようですね。妹の志保のファインプレーも光るものがありました。これで家族が一つになることはできるのでしょうか。

①患者の終末期医療に携わるためには、コミュニケーション・スキルの学習、そして経験が重要となる。
②終末期医療に携わる医療者は、「後悔」の感情に対処することも求められる。

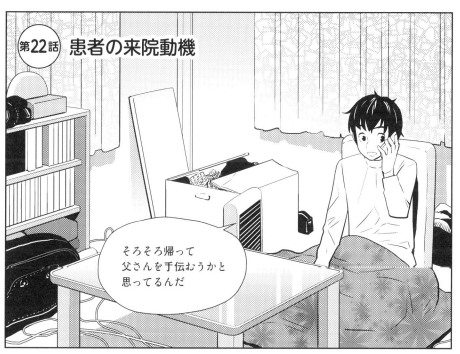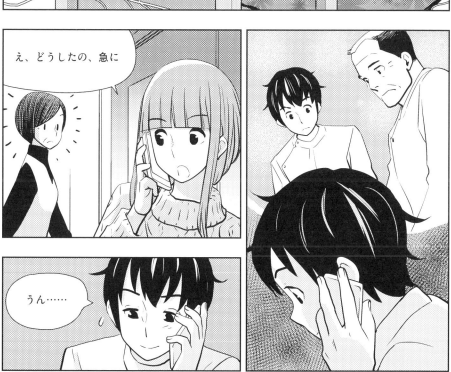

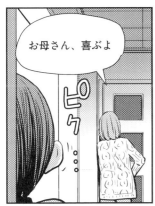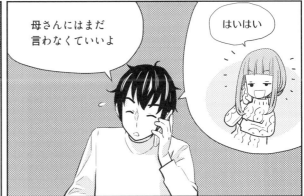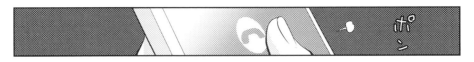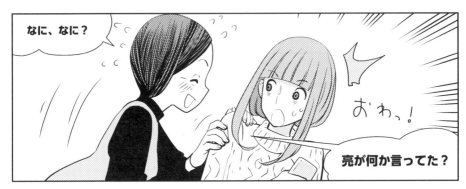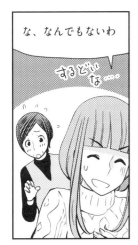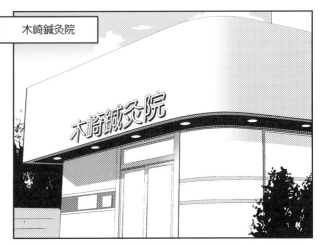

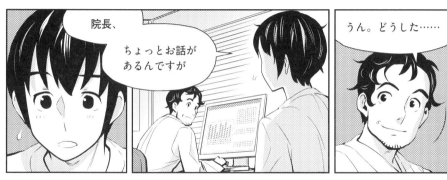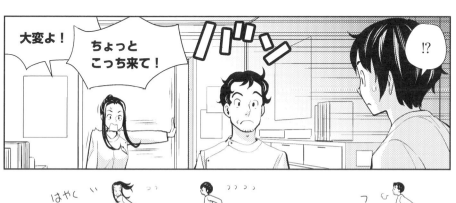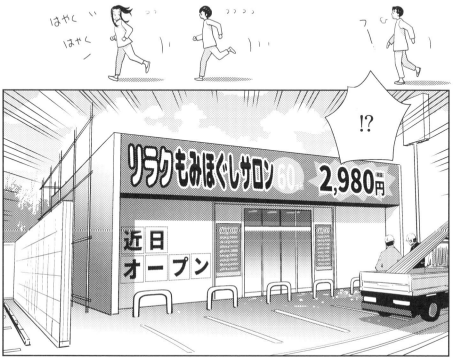

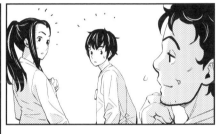
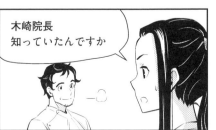
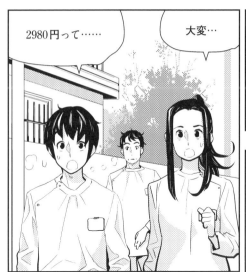
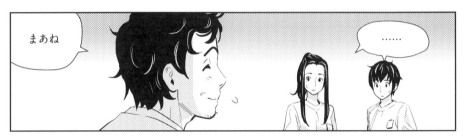
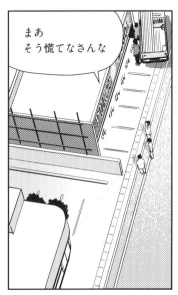
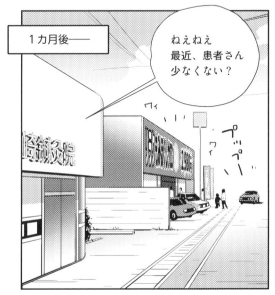

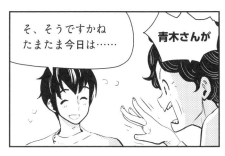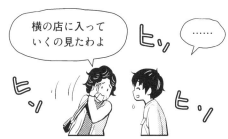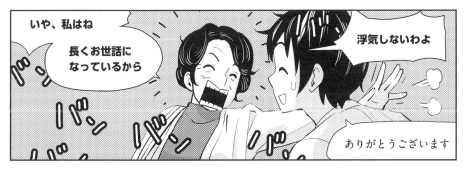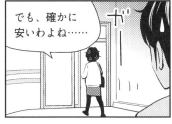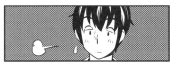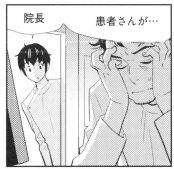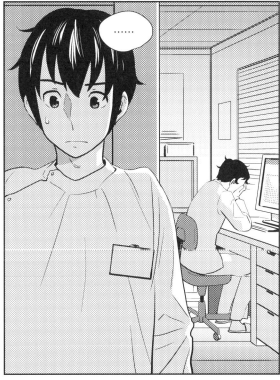

第22話 COLUMN
継続的に来院する患者の心理

　西谷亮と西谷大然の関係は、鮫島さんの治療を契機に変化し始めました。いよいよ実家に戻る機会が到来したのかと思われた矢先、木崎鍼灸院の近隣にリラクセーション・サロンが開店。余裕を見せつつも、次第に減る来院患者に頭を抱える院長。西谷亮は院長に今後の相談ができません。
　近隣に競合する治療院や店舗が開業したら、どうしたらよいでしょうか。今回は継続的に来院する患者さんの心理についてお話ししたいと思います。

患者の来院動機の変化

　鍼灸治療が病院の治療と異なるのは、症状が改善したあとも、患者さんが定期的・継続的に来院することにあります。患者さんにつらい症状があるときは、治りたいという気持ちが強く、治療に積極的です。しかし、治療がうまくいって症状が治まってくると、通院への意欲は次第に低下していきます。
　そこで私たち鍼灸師は、患者さんの症状の回復に伴って、施術の目的が治療から日常の活動を支援するための健康管理やリラクセーションに移行することを説明します。それを理解していただくことで、来院動機は再び高まります。
　患者さんは、症状が重く健康度が低いときには、通院への関心も高く、選択肢も病院や診療所といった医療機関、もしくは鍼灸院といった状況です。しかしながら、症状が軽快して健康管理やリラクセーションが通院の目的となると、リラクセーション・サービスの提供に特化した他業種や店舗も競合する対象となり、選択肢が多くなります。
　人は、対象への関心が比較的高くないときにたくさんの情報が提示されると、思考の労力を節約して直感的に判断するやり方、いわゆるヒューリスティックに基づいて行動する傾向があります。ヒューリスティックの考え方では、無駄を省いて直感的に判断して結論を出すため、時間や労力は節約できますが、必ずしも適切な判断ができるとは限りません。これは消費者行動でも当てはまります。

リラクセーション・サービスの提供に特化した店舗は、看板や広告によって比較的健康度の高い患者さんのニーズに絞り込まれた少数の情報提供がなされているという点で、集客が見込まれていることを知っておく必要があります。

アンカリング効果と現状維持バイアス

ヒューリスティックに関連する心理的効果に「アンカリング効果」があります。「もみほぐし60分で2980円」と提示された看板を見て、私たちは安いと感じてしまいます。これは、60分だと5000円から6000円が相場だという認知バイアスが働いているからで、60分で5000円〜6000円がアンカーの数値となり、それと2980円を比較するためです。これがアンカリング効果であり、広告や看板で巧みに使われているのです。

一方、マンガに登場した女性の患者さんのように、リラクセーション・サービスの店舗に浮気しない方もいらっしゃいます。人は、新しいものに魅力を感じる半面、いざ行動しようとすると、不確かなものを避けて現状を維持しようとする傾向があります。そうした認知行動傾向は「現状維持バイアス」と呼ばれています。私たちは、100万円が150万円になることの満足度よりも、100万円が50万円になることの損失による苦痛のほうが大きいと考えてしまいます。新しい店舗に行かない患者さんは、そこで満足感が得られる期待よりも、不安のほうが大きくなると考えるからです。患者さんを医療・健康サービスの消費者としてとらえてみると、患者さんの受療行動は、こうした心理的効果に影響を受けていることになります。

ところで、今回のお話では、西谷亮にもこの「現状維持バイアス」がみられたようです。西谷亮は、家に戻りたい気持ちを妹に打ち明けました。しかしながら、母親にはそのことを告げていません。父親と良好な関係を保っていけるかどうかという不安と、今の職場で働いていたいという気持ちが、現状維持バイアスとなってブレーキをかけているのかもしれません。

オピニオン・リーダーとイノベータ

医療コミュニケーションでは、患者間の情報伝達も重要となります。治療院

の評判は患者さんの口コミで広がります。口コミによる情報伝達において、受け手に強い影響力を持った情報発信者は「オピニオン・リーダー」と呼ばれます。オピニオン・リーダーは社交的で勉強家、SNSなどの通信媒体をよく知っていて利用します。皆さんの治療院にも、オピニオン・リーダーと呼べるような患者さんがいらっしゃるのではないでしょうか。そうした患者さんの存在は、治療院の強みになるでしょう。

　また、目新しい品物や情報に関心が高く、新製品や新サービスをいち早く手に入れて使う人は「イノベータ」と呼ばれています。新しい試みも、好奇心の強いイノベータの存在がなければ定着していきません。治療院開業初期に来院した患者さんは、まさにイノベータとしてリスクを恐れず治療院を支えてくださった方々ではないかと思います。鍼灸院の経営では、このような情報伝達の知識、患者心理や消費者意識を踏まえたうえで、自院の強みや特徴を伸ばしていくことも一つの手段かもしれません。

　さて、いよいよ次回が最終回です。西谷亮は、木崎鍼灸院はどうなるのでしょうか。

①患者の来院動機は健康状態や消費者心理によって変化する。
②口コミによる情報伝達では「オピニオン・リーダー」が大きな役割を果たす。

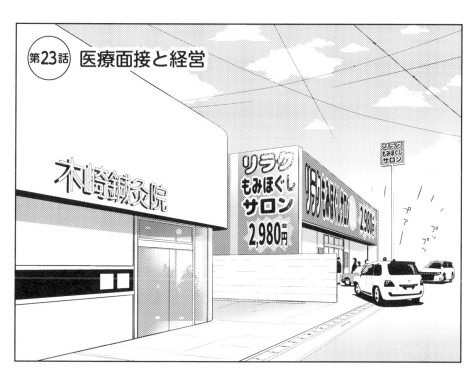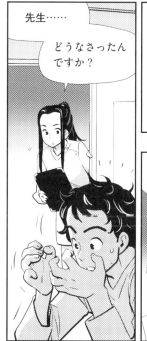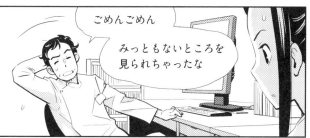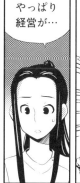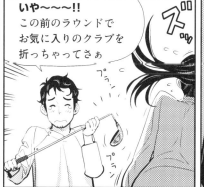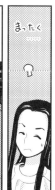

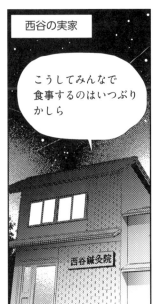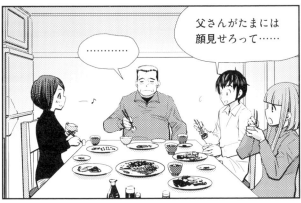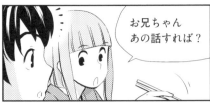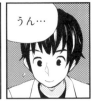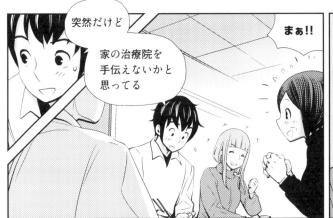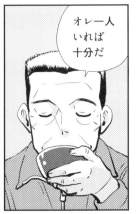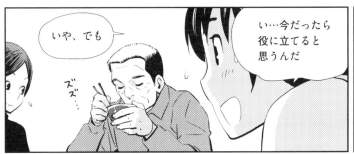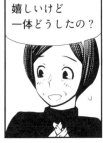

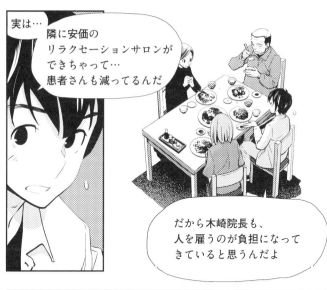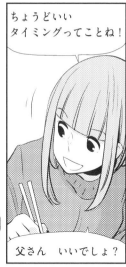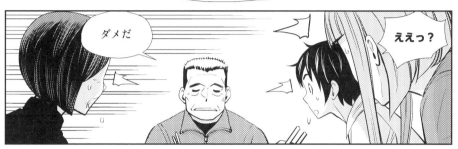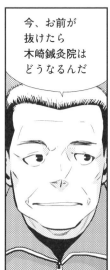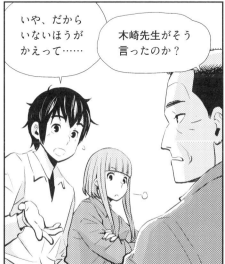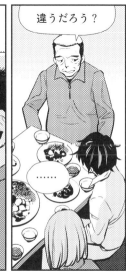

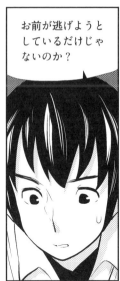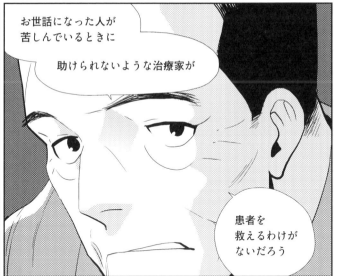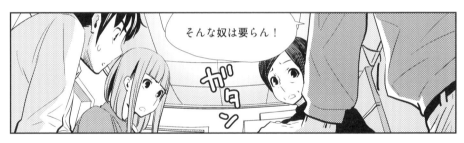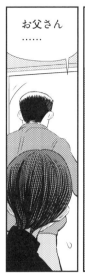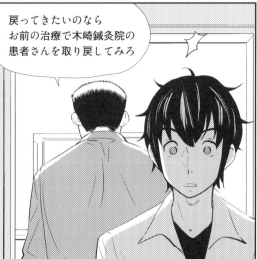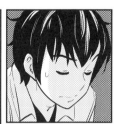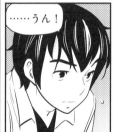

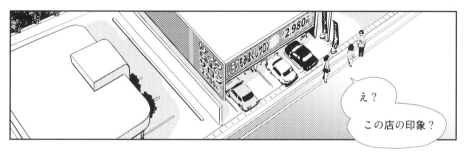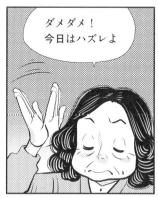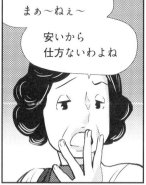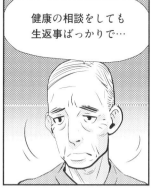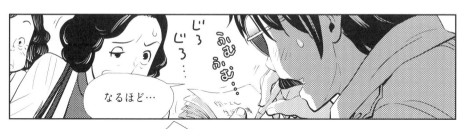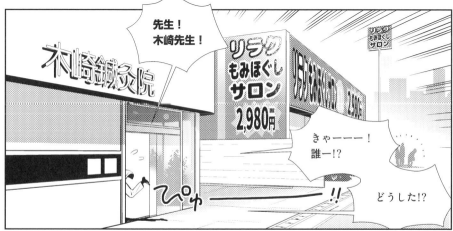

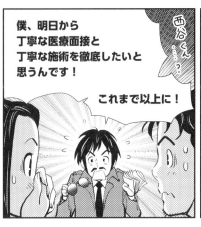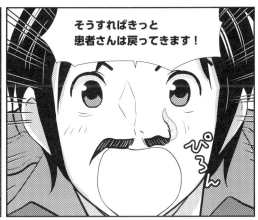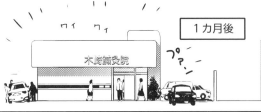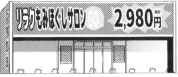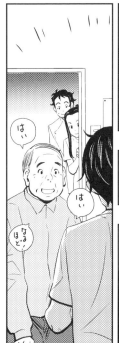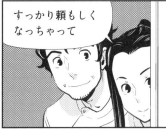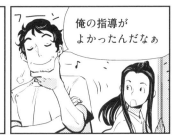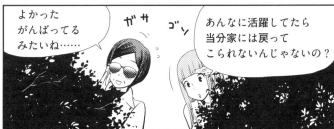

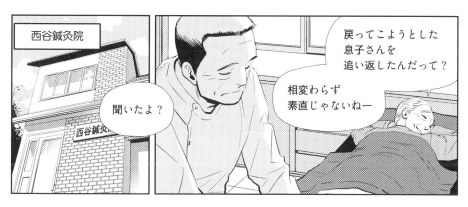
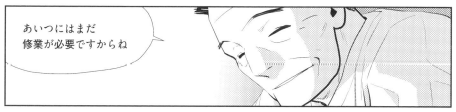
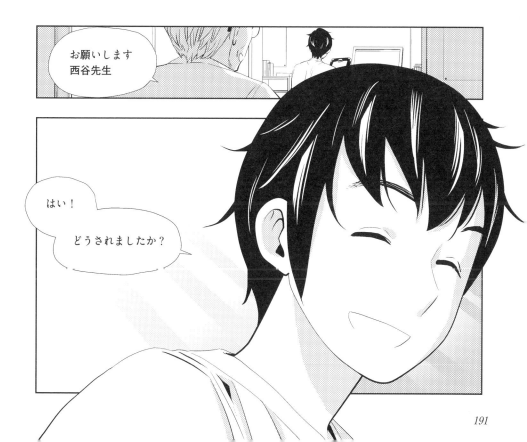

第23話　COLUMN

情報収集、そして家族の絆について

　実家に戻る絶好の機会が西谷亮に到来したと思われた矢先、木崎鍼灸院は近隣に開店したリラクセーション・サロンによって窮地に陥りました。そんななか、「今、お前が抜けたらどうなるんだ」という大然の一言で意を決した亮は、状況を打開するために情報収集を行います。

　その結果、丁寧な医療面接と丁寧な施術を心がけることの重要性に、改めて気づくことができました。情報収集は重要な意思決定のみならず医療面接においても大切です。今回は、情報収集について、そして家族の絆についてお話ししたいと思います。

医療面接と情報収集

　第1話のコラム（p14）でも触れましたが、『改訂版　鍼灸臨床における医療面接』の編著者である丹澤章八氏は、医療面接の目的の1番目に「患者理解のための情報収集」を挙げています。医療面接では、主訴や現病歴はもちろんのこと、飲食や睡眠、お通じといった生活習慣、仕事、住環境など患者さん自身のこと、さらに家族のことや人間関係など、さまざまな情報を必要に応じて聴取します。それらの情報は、治療方針の決定のためだけでなく、患者さんとの信頼関係の構築や治療への動機づけ、患者教育に役立つからです。

　医療面接において患者さんの表情やしぐさなどの非言語的情報は重要です。第6話（p49）で西谷亮は、バッグのマスコットキャラクターに気づいて、心を開かない患者さんとの会話の糸口を見つけることができました。また、第18話（p145）で西谷亮は母親の和代の様子から重大な疾患の予兆を見抜くことができました。

　情報の価値はそれが活用可能かどうかで決まります。そこでなるべく活用可能な情報を集めようとするのですが、往々にして自分の考えに沿った都合のよい情報ばかりに目が向いてしまいがちです。自分の利害や希望に沿った方向に考え

が歪められて非合理的な判断を下してしまう心の働きを、認知バイアスと言います。私たちは情報収集の段階ですでにそうした認知バイアスが働くことを理解しておく必要があります。

認知バイアスから逃れるには

　情報収集の偏向を防ぐにはどうしたらよいでしょうか。私は、学期末の学生による授業評価アンケートに「授業が有意義だ」とあるとうれしいと思い、「つまらない」とあるとがっかりします。自分にとって関心の高い価値がある情報には感情が付随します。それに一喜一憂して振り回されると、都合よい情報だけに目を向けがちになります。

　そうならないようにするには、マインドフルネスの訓練が有効です。マインドフルネスとは、「今ここでの経験に評価や判断を加えることなく能動的に注意を向ける」という一種の心理状態を意味するものです。マインドフルネスの訓練方法は、身体の感覚に注意を向けて、瞑想するということがベースになります。具体的な方法は『図解マインドフルネス』（医道の日本社）が詳しく、同書にはマインドフルネスが認知バイアスからの脱却に有効であることが解説されています。

将来に向けての情報収集

　私は、医療系学部１年生のコミュニケーションの授業を担当しています。その14回目で、「５年後の私」というテーマで受講者に自分の将来をイメージさせ、そのために在学中にどんな準備をしたらよいのかについて、イメージの近い人同士でグループをつくってまとめるような課題を毎年実施しています。

　受講者が主体的に取り組むアクティブラーニング形式で実施するこのグループワークは、仲間同士で進路を考えるよい機会となり、和気あいあいとできるので比較的好評です。その課題の成果としてまとめられた将来への準備は、情報収集、自己研鑽、実地体験、人間関係づくりなどの言葉で括ることができました。また、そのための方法としては、ネットで検索、研究会参加、先輩に話を聞く、などがみられました。学生時代は教員以外の目上の人と接する場が意外と少ないものです。師会や学会が主催する研修会などは、その道の先輩から多くの情報を

得ることのできる機会として、積極的に活用したいものです。

家族内葛藤と家族の絆

　さて、このマンガは、西谷亮が国家試験に合格して家を出るところから始まりました。家庭のなかで自分と家族との考えが一致しないことで生じる葛藤を家族内葛藤と言います。自分の将来のイメージと親の期待にズレがある場合、一方が他方の価値観を否定することによって、いさかいが起きることがあります。その際、別居は、距離を置くことでお互いを冷静に見ることができ、家族内葛藤を収束させるうえで有効と言われています。

　さらに、子が親の考えを受け入れて家族内葛藤を克服することができると、家族の絆は深まるとも言われています。西谷亮も親元を離れて、さまざまな人と出会い、同僚と支え合って成長するなかで、父親の生き様や苦労も理解できるようになったのでしょう。

　一方、大然も亮に厳しい言葉を投げかけながらも、その態度は鍼灸師としての亮を認める方向に変わっていきました。そうした変化も、家族内葛藤があってのことでしょう。

　家族がぶつかり合って、それを糧として成長し、家族内葛藤を乗り越えることで絆を深める——。それは、今も昔も変わらないのかもしれませんね。

①情報収集は医療面接においても重要。
②情報収集の偏向を防ぐにはマインドフルネスが有効。
③家族内葛藤は家族の絆を深める。

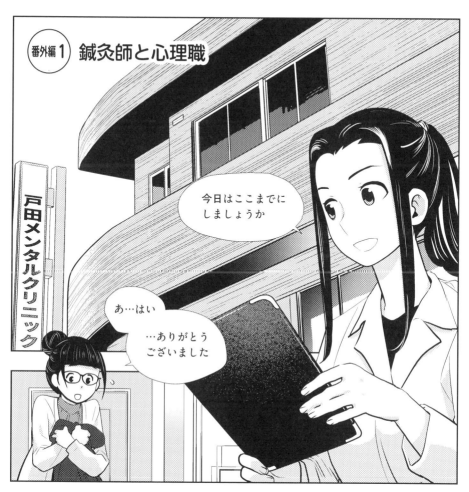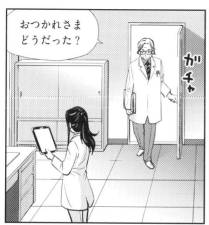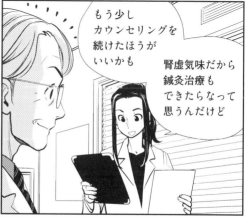

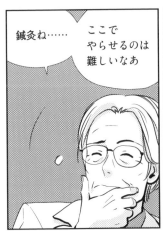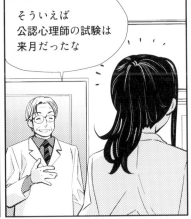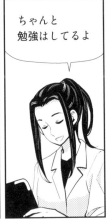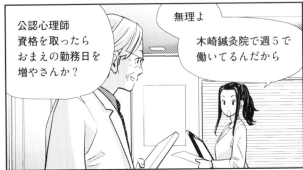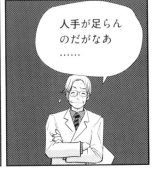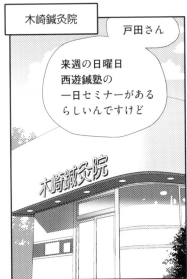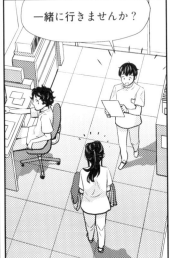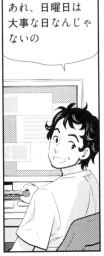

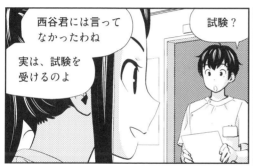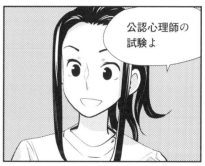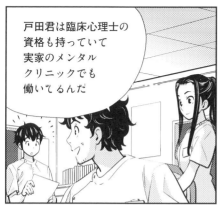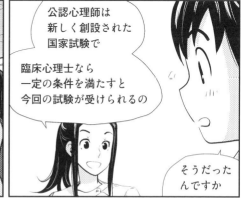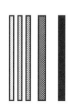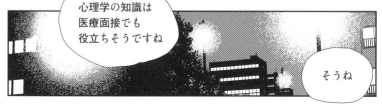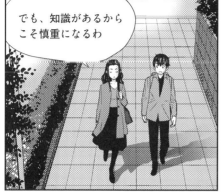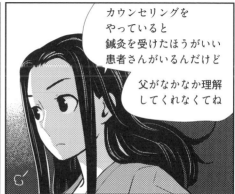

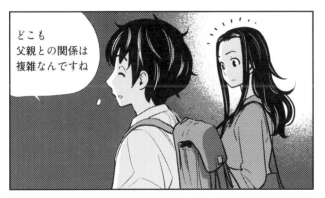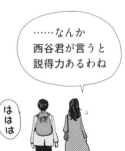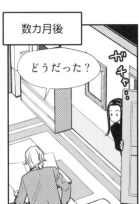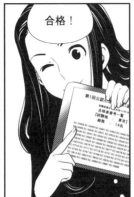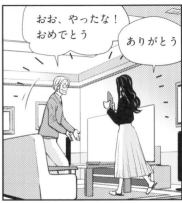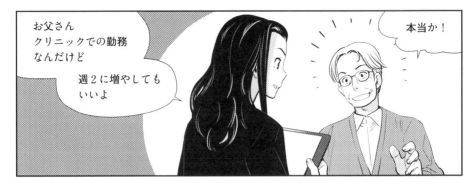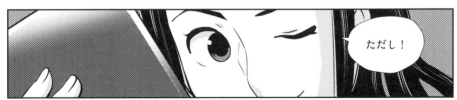

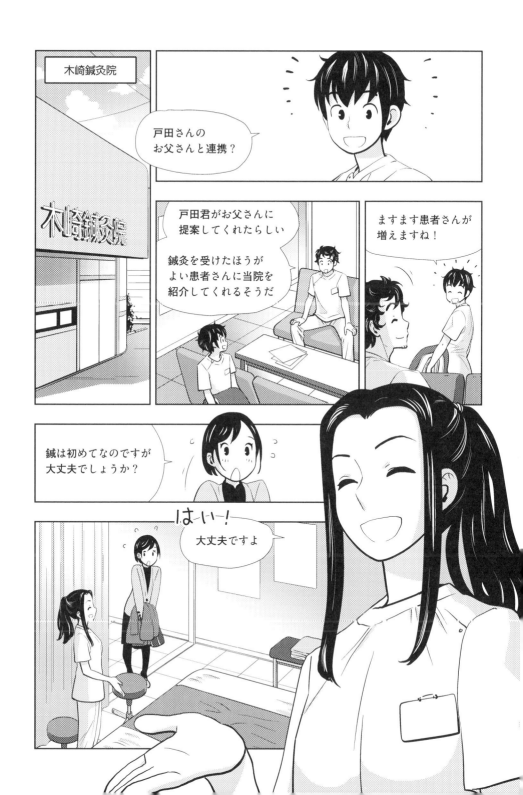

第24話　COLUMN
鍼灸師と心理職

　戸田彩子は、実家が精神科クリニックで、臨床心理士として働いていたようです。公認心理師試験にも無事合格。クリニックの勤務は週2日に増えましたが、それを条件に、木崎鍼灸院との連携が実現しました。ここでは、まず、公認心理師とは何かをお話しし、次に鍼灸院と医療機関との連携について、そして父娘関係について考えてみたいと思います。

公認心理師について

　心理専門家の資格はこれまで、臨床心理士に代表されるような協会認定の民間資格しかありませんでした。しかしながら、2015年に公認心理師法が制定され、わが国初の心理職の国家資格が誕生しました。公認心理師とは、その国家資格の名称です。公認心理師法第2条では、公認心理師が行う業務として、次の四つが定められています。
1. 心理に関する支援を要する者の心理状態を観察し、その結果を分析すること。
2. 心理に関する支援を要する者に対し、その心理に関する相談に応じ、助言、指導その他の援助を行うこと。
3. 心理に関する支援を要する者の関係者に対し、その相談に応じ、助言、指導その他の援助を行うこと。
4. 心の健康に関する知識の普及を図るための教育及び情報の提供を行うこと。

　これらの業務を臨床心理士が行っても問題ありませんが、公認心理師法第49条では、公認心理師でない人が、心理師という名称を使うと30万円以下の罰金に処されることが規定されています。公認心理師は、はり師きゅう師の業務独占という性質とは異なる名称独占という性質の資格であることが、大きな特徴です。そのため、診療報酬上で評価する心理職は、経過措置を設けた上で、「公認心理師」に統一する、という通達が厚労省から示されています。

　2018年には、第1回公認心理師試験が行われ、2万人以上の公認心理師が誕

生したようです。これから公認心理師になるには、基本的には大学や大学院で指定科目を履修して単位を修得した後、国家試験に合格する必要があります。

鍼灸院と医療機関との連携

第18話（p145）で西谷亮は、頭痛と肩こりを訴える母親の状況から重篤な疾患を疑い、院長と相談してすぐに病院に搬送し、事なきを得ました。また、第20話（p161）で亮は、患者である鮫島さんの家族から相談を受けて、入所できる施設を探すなかで、医療ソーシャルワーカーとの交流がありました。鍼灸院が医療機関と連携するにはどうしたらよいでしょうか。

①地域医療を知る

鍼灸師は患者さんとの信頼関係から介護・医療に関する相談を受けることも少なくありません。患者さんに適切な説明や情報提供ができるよう、地域の医療機関や地域包括支援センターなどに出向くなどして、その場所や特徴を把握しておくことが望まれます。訪れたときに患者さんの語りから連想されるイメージにギャップがあれば、患者さんの解釈モデルの理解にもつながるでしょう。

②医療機関関係者との交流

行政や患者会、鍼灸師会などが開催する市民講座や講演会、研修会などに参加すると、講師や主催メンバーを務める医師や看護師などの医療機関関係者と名刺交換する絶好の機会となります。その際の交流が連携の契機になることがあるかもしれません。

③患者を通して医療機関とつながる

患者さんは施術中に、自身が利用する医療機関や福祉サービスでの出来事、評判などを語ることがあります。それらは、患者目線の情報として、医療機関や福祉サービスの評価に役立つものと言えます。患者さんは当然、その鍼灸院の感想も他の医療機関で話しているはずです。そうした患者さんを介した情報の交流は、医療連携を進める第一歩となるでしょう。

また、今回、戸田彩子が公認心理師の資格を取得したように、鍼灸師が広く学んで心理や福祉領域の資格を取得することも、他職種連携を行ううえで助けになるでしょう。

なお、注意しなければならないのは、心理職（カウンセラー）の「多重関係の

禁止」です。日本心理学会倫理規定には、「原則として、自分と利害関係や親密な関係にある者、あるいは過去にそうであった者を援助対象にはしない」とあります。これは、1人のカウンセラーが、クライエントと複数の関係性を持つことを禁止するというもので、カウンセリングの治療的な関係が、他の関係によって歪められてしまうリスクを低減させるためのガイドラインです。

例えば、教員が心理カウンセリングの有資格者であっても、原則として担当科目を履修する学生をクライエントにしないこともこれに通じるものです。もちろん、相手が自分と利害関係や親密な関係にある場合もカウンセリングマインドをもって話を聴くことは重要です。そのうえで、必要に応じて他の専門家につなぐなど適切に対応することは、他職種連携を促すことにもなるでしょう。

父娘関係について

第1話のコラム（p14）で、息子（西谷亮）が父親に対して、乗り越えたい、認められたいという正反対の気持ちを抱いて葛藤することをお話ししました。父親と娘の場合はどうなるのでしょうか。

心理学者の春日由美氏は、娘の人格的成長において、父親が娘にとって優しい存在であること、父親から娘への愛情が母親から娘への愛情よりも距離を保った「見守る眼」のようなものであることが重要であると指摘しています。父親は娘に過干渉にならず、自律性を尊重する態度で接すると、娘は、父親から情緒的な支持を受けながらも独立した存在として認められていると感じ、積極的に行動できるというのです。

クリニックの院長である父親の見守りの下、戸田彩子のさらなる活躍に期待したいですね。

Point

①公認心理師は国家資格であり、公認心理師以外が「心理師」を名乗ってはならない。
②鍼灸師が心理や福祉領域について学んだり、資格を取得したりすることは他職種連携に役立つ

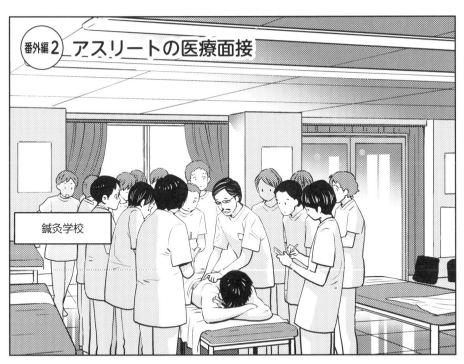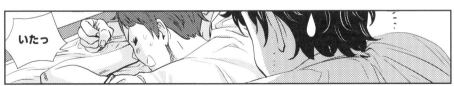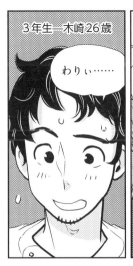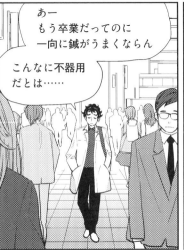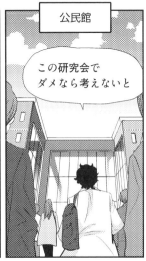

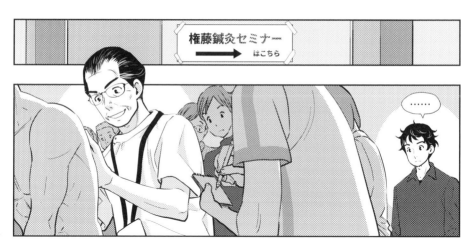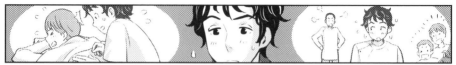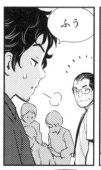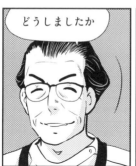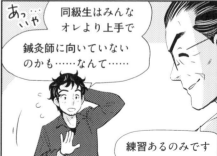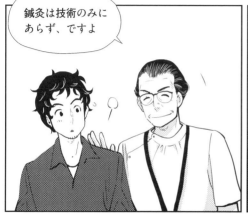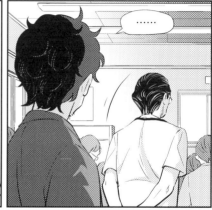

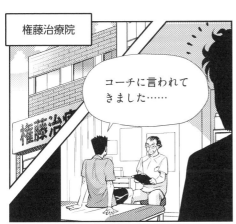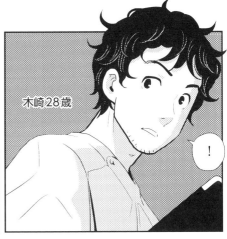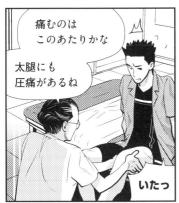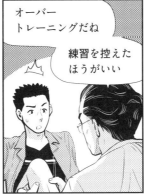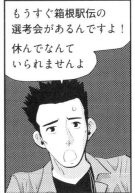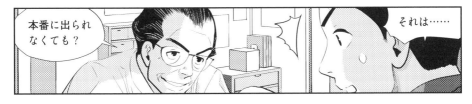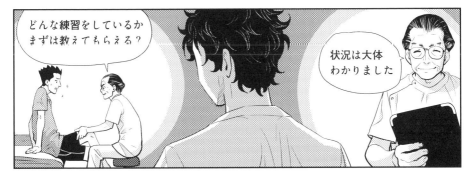

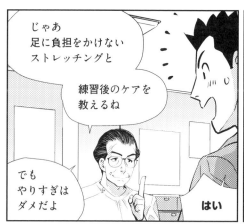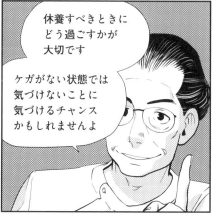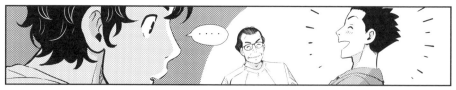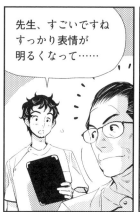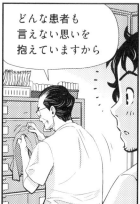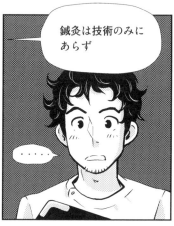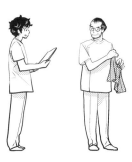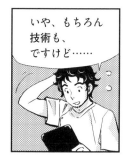

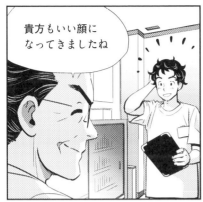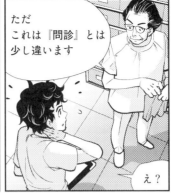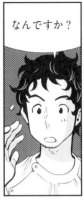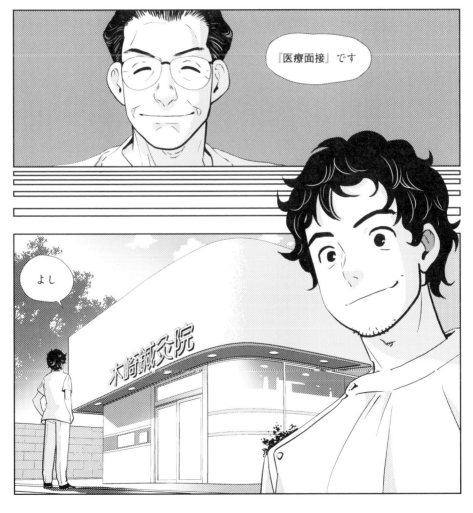

第25話 COLUMN
アスリートの医療面接

　いつも楽観的で自信満々に振る舞っていた木崎院長ですが、学生時代は鍼灸の実技がうまくできずに苦労していたのですね。それでも何とかしようとセミナーに参加して、スポーツ鍼灸に定評のある権藤先生と出会いました。そして、卒業後、木崎院長は、権藤先生の鍼灸院で修行するようになり、そこで医療面接の重要性を知ることになります。

　スポーツ競技者はアスリートと呼ばれます。アスリートへの鍼灸施術は、現在、スポーツ外傷の治療や痛みの緩和ばかりでなく、疲労回復や体調管理など、幅広い目的で実施されています。ここでは、アスリートの医療面接を題材としてお話ししたいと思います。

アスリートの訴えを聴く

　アスリートが初めて鍼灸院を訪れるとき、その主訴のほとんどは、痛みに関するものです。アスリートの痛みは、主に練習中のアクシデントやオーバーワークによって発生します。痛みを低減させるためには、練習を休んで休養するのがよいのですが、それができない、あるいはそうしたくないので、アスリートは藁をもすがる思いで鍼灸院を訪れるといっても過言ではありません。ベテラン鍼灸師は、アスリートの状態を見ただけで、安静にすべきかどうか見抜くことができるでしょう。しかしながら、その見立てを突きつける前に、アスリートの話に耳を傾けていただければ幸いです。

　アスリートの医療面接では、まず、開放型質問法でアスリートの訴えを聴取します。その概要が把握できたら、次は閉鎖型質問を活用して、一般的な医療面接と同様に、発症の時期と状態、増悪・緩解因子、症状の性質、関連症状、随伴症状、経時的変化などを尋ねます。その時点でレッドフラッグが除外され、鍼灸治療の適応と確信できたら、さらに解釈モデルの把握に入ります。

アスリートの解釈モデルを聴く

アスリートは主訴についてどう思っているのでしょうか。明らかな不可抗力によるケガに対しても、ほんの少しの気のゆるみや油断をその原因として語ることはよくあります。また、たとえ回復するケガであったとしても、アスリートは、痛みとともにその出来事についての後悔や、「もし治らなかったら」という不安を口にすることがあります。

さらには、自己流で治せる、練習は休まないと主張するかもしれません。そういったマイナスの感情や不合理な解釈は治療の妨げになるのは言うまでもないことです。そこで、第11話（p89）でお話しした解釈モデルをすり合わせるという行為が重要になります。

今回のお話で権藤先生は、練習を控える提案を拒否したアスリートに対して、練習状況を聴取し、練習後のケアなどの方法を提案・説明して同意を得ることができました。その後のアスリートの明るい表情から、患者教育もうまくいったようです。このプロセスを目の当たりにして、木崎院長は、医療面接を重視した治療という自分の進むべき方向を見つけたのかもしれませんね。

本書の第12話の「説明と同意のポイント」（p102）、第13章の「患者教育と動機づけ」（p110）のコラムに関連内容が掲載されているので、合わせて参考にしてください。

コーチ・監督との良好な関係づくり

本書では、患者さんとの良好な関係のみでなく、患者さんの家族とも信頼関係を構築することの重要性を各話で述べてきました。今回登場したアスリートも、自分の意思ではなくコーチの指示で来院したようですね。アスリートの治療において、治療者とコーチ・監督との信頼関係は重要です。治療者は、体育館やグラウンドなどに足を運んでコーチ・監督と積極的に交流してみましょう。まずは、コーチ・監督を治療することがスポーツ鍼灸の第一歩と言っても過言ではありません。

鍼灸師のキャリア形成

　今回のお話では、木崎院長の歩んできた道程、キャリアについても描かれていました。一般的にキャリアとは、職業経験を通して、職業能力を蓄積していくことを言います。職業を通して自己実現を図っていく過程は、キャリア形成と呼ばれています。キャリアを形成するうえで、キャリア意識は重要です。キャリア意識とは、キャリア形成に関わる意欲、態度、能力に関する自己認識や自己評価のことで、職業観とも密接に関連するものです。

　鍼灸師にとってキャリアは、日々の臨床を通して培われるものです。一方、多様な患者さんの受療ニーズに対応するためには、師会や学会等で開催される研修会に参加して、新たな知見や方法、情報を獲得することも重要です。

　木崎院長は、権藤先生の下で修業したあと、さらに月日を重ねて、現在の鍼灸院を開業したと思われます。そして、西谷亮や戸田彩子と出会うことになるわけですね。また西谷亮も、大然という偉大な鍼灸師の父だけでなく、木崎院長や戸田彩子と出会えたことで、鍼灸師として成長できたことは言うまでもないでしょう。

　先輩から学び、後輩に伝える。そうした連鎖がわが国の鍼灸という文化を発展させるとともに、私たちのキャリア意識を確かなものにすると私は考えています。これから治療家の道を歩もうとする若い人が、木崎院長や西谷亮のように素晴らしい出会いに恵まれ、それぞれの思い描くキャリアを築くことができるように願っています。

アスリートの医療面接では、解釈モデルの刷り合わせが特に重要。

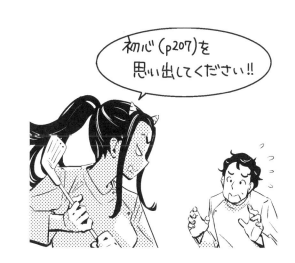

参考文献

丹澤章八編著．鍼灸臨床における医療面接．医道の日本社．2002．
丹澤章八編著．改訂版　鍼灸臨床における医療面接．医道の日本社．2019．
氏原寛 他編．カウンセリング辞典．ミネルヴァ書房．1999．
福島哲夫．図解雑学 ユング心理学．ナツメ社．2009．
Hall, E.T. かくれた次元．日高敏隆，佐藤信行訳．みすず書房．1970．
河合隼雄．ユング心理学入門．培風館．1967．
サミュエルズ 他．山中康裕監修．ユング心理学辞典．創元社．1993．
山中康裕．臨床ユング心理学入門．PHP研究所．1996．
丹澤章八編著．あはき心理学入門．ヒューマンワールド．2010．
山口美和．PT・OTのためのこれで安心コミュニケーション実践ガイド．医学書院．2012．
福島脩美 他編．カウンセリングプロセスハンドブック．金子書房．2004．
日本心理学会編．公益社団法人日本心理学会倫理規定 第3版．公益社団法人日本心理学会．2011．
上瀬由美子．職業スティグマと偏見．心理学ワールド．2011；52：17-20．
野寺綾．感情とステレオタイプ化．心理学ワールド．2011；52：9-12．
川渕奈三栄 他．2013.外来診療における患者解釈モデルの質的検討　解釈モデルをどう扱うべきか．日本プライマリ・ケア連合学会誌．2013；36（2）：88-92．
Maria E. Suarez-Almazor et.al. A randomized controlled trial of acupuncture for osteoarthritis of the knee: Effects of patient-provider communication. Arthritis Care Res 2010; 62: 1229-36.
E.H. エリクソン，J.M. エリクソン 他．ライフサイクル、その完結（増補版）．村瀬孝雄，近藤邦夫訳．みすず書房．2001．
冨澤公子他．奄美群島超高齢者の「老年的超越（Gerotranscendence）」形成に関する検討―高齢期のライフサイクル第8段階と第9段階の比較．立命館産業社会論集．2010；46（1）：87-103．
鑪幹八郎．アイデンティティとライフサイクル．ナカニシヤ出版．2002．
岩井阿礼．障害受容概念と社会的価値　当事者の視点から．淑徳大学研究紀要．2011；45：239-50．

大西弘高．The 臨床推論　研修医よ，診断のプロをめざそう！．南山堂．2012．

中西大輔他．自信があれば後悔しない　意思決定への自信が後悔に与える影響．感情心理学研究．2015；22（36）：118-27．

丹澤章八他．臨床死生観考．丹塾．2013．

三浦規他．老年期のケア　第4版．インターメディカ．2004．

杉本徹雄編著．消費者理解のための心理学．福村出版．1997．

高木修監修．土田昭司編著．対人行動の社会心理学―人と人との間のこころと行動．北大路書房．2001．

ケンヴェルニ著．図解　マインドフルネス．中野信子監訳．医道の日本社．2016．

光元麻世，岡本祐子．青年期の家族内葛藤と家族アイデンティティ発達の関連．広島大学心理学研究．2010；10：217-28．

春日由美．日本における父娘関係研究の展望　娘にとっての父親．九州大学心理学研究．2000；1：157-71．

新見直子，前田健一．小中高校生を対象としたキャリア意識尺度の作成．キャリア教育研究．2009；27(2)：43-55．

おわりに

　令和の時代を迎え、人工知能（ＡＩ）のセミナーやシンポジウムが花盛りです。ＡＩの進歩は私たちの生活を便利にしてくれるでしょう。ところが、ＡＩは、与えられた問題を解いて答えを出すことに優れている反面、物事の意味を理解して判断することは苦手です。そこで私たちには、人と交流し、物事の意味を考えて理解し、適切に状況判断できる能力を養うことが、今後ますます重要になります。

　本書は、主人公の西谷亮が、はり師きゅう師の国家試験に合格するところから始まりました。そして、木崎鍼灸院でさまざまな患者さんと出会い、悩みながら行動し、そうした経験を糧にして独り立ちできるところまで成長することができました。父親との関係も、少しずつ良好になっていきました。そこには、医療面接という枠組みの存在が大きく役立っているのは言うまでもありません。西谷亮は、医療面接という仕組みを通して、これからも臨床家としての能力を高め、成長していくのでしょう。
　さて、西谷亮は、今後どうなるのでしょうか。独立して治療院を開業することになるかもしれません。あるいは、実家の治療院を継ぐことになるかもしれません。私たち臨床家も、開業したり、就職したり、研究を行ったり、地域医療を推進したり、いろ

いろな場面で悩むこともあるでしょう。そんなときに、本書の内容が少しでもお役に立てれば嬉しく思います。本書の監修者として、皆様のさらなるご活躍を願っております。

　最後に、本企画を推進してくださった医道の日本社の山口智史編集長、マニアックな要求に応えてくださった担当の椚田直樹さん、連載を支えてくださった漫画家のカネダ工房さん、株式会社ビーコムさん、医道の日本社の皆さん、そして読者の皆様に感謝申し上げ、筆を置かせていただきます。
　ありがとうございました。

奈良雅之

監修者略歴

奈良 雅之（なら まさゆき）

目白大学大学院心理学研究科教授
目白大学保健医療学部理学療法学科教授

日本大学文理学部卒業後、同大学院修了。早稲田医療専門学校卒業。目白大学人間学部心理カウンセリング学科助教授、教授を経て、2010年より現職。日本伝統鍼灸学会編集委員、東洋はり医学会出版部副部長、あはき心理学研究会顧問。著書・訳書に『あはき心理学入門』（共著、ヒューマンワールド）、『カップルの認知療法』（監訳、星和書店）など。

マンガ：カネダ工房
制　作：株式会社ビーコム
印　刷：ベクトル印刷株式会社

マンガで身につく！　治療家のための医療面接

2019年7月25日　初版発行

監修者　奈良雅之
発行者　戸部慎一郎
発行所　株式会社医道の日本社
　　　　〒237-0068　神奈川県横須賀市追浜本町1-105
　　　　TEL　046-865-2161
　　　　FAX　046-865-2707

2019 © IDO-NO-NIPPON SHA
ISBN 978-4-7529-1167-8　C3047　　Printed in Japan

本書の内容、イラスト、写真の無断使用、複製（コピー、スキャン、デジタル化）、転載を禁じます。